DES

Arrachements

du

Cuir chevelu

(Étude critique de 46 observations)

PAR

Le Dr Louis FOUCHARD

De l'Université de Paris
Ancien externe à la Maternité Sainte-Anne et à l'hôpital de la Charité
Ex-interne à la Maison de Secours aux Blessés de l'industrie
Ancien préparateur de thérapeutique et de matière médicale
Lauréat de Faculté libre de Médecine
Membre de la Société anatomo-clinique de Lille

LIBRAIRIE MÉDICALE ET SCIENTIFIQUE
JULES ROUSSET
PARIS. — 36, Rue Serpente. — PARIS
(EN FACE LA FACULTÉ DE MÉDECINE)
—
1902

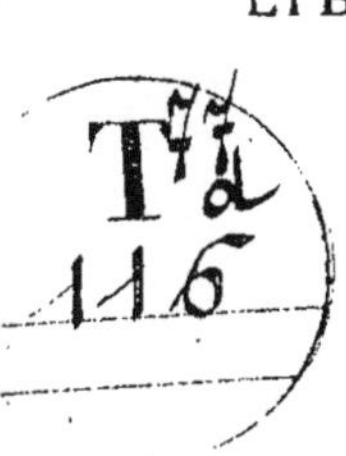

DES

Arrachements

du

Cuir chevelu

(Étude critique de 46 observations)

PAR

Le Dr Louis FOUCHARD

De l'Université de Paris
Ancien externe à la Maternité Sainte-Anne et à l'hôpital de la Charité
Ex-interne à la Maison de Secours aux Blessés de l'industrie
Ancien préparateur de thérapeutique et de matière médicale
Lauréat de Faculté libre de Médecine
Membre de la Société anatomo-clinique de Lille

LIBRAIRIE MÉDICALE ET SCIENTIFIQUE
JULES ROUSSET
PARIS. — 36, Rue Serpente. — PARIS
(EN FACE LA FACULTÉ DE MÉDECINE)

1902

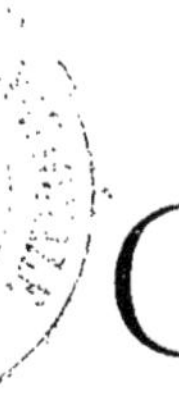

A LA MÉMOIRE DE MON PÈRE

A MA MÈRE

Témoignage d'amour filial et de vive reconnaissance.

A MES MAITRES

DE LA FACULTÉ LIBRE DE MÉDECINE DE LILLE

A MES MAITRES

DANS LES HOPITAUX DE PARIS

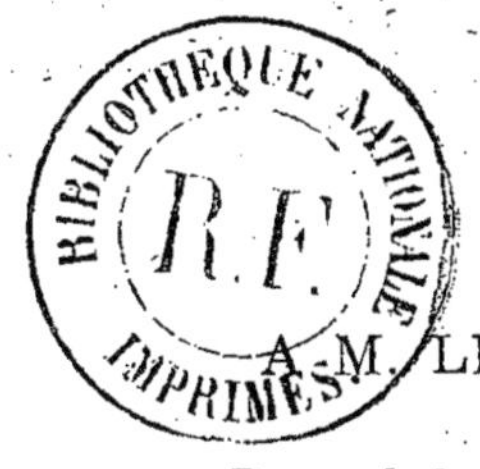

A M. LE DOCTEUR H. DURET

Doyen de la Faculté libre de médecine de Lille,
Professeur de clinique chirurgicale à l'hôpital de la Charité,
Ancien chirurgien des hôpitaux de Paris,
Membre correspondant de la Société de Chirurgie,
Correspondant national de l'Académie de médecine.

A M. LE DOCTEUR F. GUERMONPREZ

Professeur à la Faculté libre de médecine de Lille,
Membre correspondant de la Société de chirurgie,
Membre correspondant de l'Académie royale de médecine
de Belgique,
Commandeur de l'ordre de Pie IX.

AVANT-PROPOS

L'étude des « *Arrachements du cuir chevelu* » constitue tout un chapitre de pathologie qui jusqu'ici ne
semble pas avoir arrêté d'une manière spéciale l'attention des cliniciens. Les traités classiques de chirurgie ne
lui consacrent que quelques lignes, et, s'il existe dans la
littérature médicale française et étrangère des documents
nombreux concernant ces blessures et leur traitement,
aucune monographie d'ensemble ne les a réunis pour les
commenter et en tirer des enseignements.

C'est à combler cette lacune que nous nous sommes
appliqué. Atteindrons-nous complètement le but que
nous nous proposons ? Nous ne le saurions affirmer ni
même seulement prétendre ; mais nous susciterons peut-
être des recherches qui viendront compléter les nôtres
et les parfaire. C'est un vœu que nous formulons : sa
réalisation nous récompenserait grandement de nos efforts.

Aussi dans cette « *Etude critique* », avons-nous voulu

simplement ajouter à quelques cas de scalps (1) que le hasard nous a permis de suivre au cours de nos études et de notre stage hospitalier, les observations publiées en France et à l'étranger sur ce même sujet.

Nous sommes arrivé de la sorte à constituer un groupe relativement important de faits dont la description est pour ainsi dire identique et toujours semblable à elle-même dans tous les cas, depuis le mécanisme brutal du traumatisme qui déchire les tissus jusqu'à la cicatrisation, parfois désespérément longue et tardive qui les répare.

Nous diviserons notre étude en cinq parties ou chapitres, suivant la méthode générale suivie en pathologie :

Chapitre I : Historique.

— II : Pathogénie. Symptomatologie.

— III : Diagnostic.

— IV : Pronostic.

— V : Traitement.

C'est de parti pris que nous rapporterons in extenso la plupart des observations que nous avons recueillies, estimant que la description détaillée de ces cas d'arrachement du cuir chevelu (devint-elle monotone par sa répétition même !) nous est absolument nécessaire pour atteindre le but vers lequel tendent nos efforts et qui est de dégager ces blessures si spéciales des autres lésions traumatiques des téguments du cuir chevelu parmi lesquelles on les range communément.

Mais, au début de cette thèse inaugurale, nous avons

(1) Observations XXVII, XLIII, XLVI.

à remplir un devoir dicté tout entier par les voix de la reconnaissance et du souvenir, en reportant notre cœur et nos pensées vers tous ceux qui nous ont fait ce que nous sommes aujourd'hui.

A notre Mère tout d'abord s'adresse l'expression de nos remerciements les plus sincèrement émus pour la tendresse et la sollicitude avec lesquelles elle nous a conduit jusqu'au terme de nos études médicales. Nous lui exprimons ici, de tout notre cœur, et notre profonde affection et notre plus vive gratitude.

Aussi bien, eussions-nous voulu joindre à elle, dans l'union des mêmes sentiments, notre Père bien-aimé. La mort est venue le ravir cruellement, au lendemain même de notre premier examen de doctorat, alors qu'il entrevoyait déjà comme une fête, dans sa pensée, le jour encore lointain de cette soutenance de thèse. Nous ne pouvons plus, hélas! aujourd'hui, qu'adresser à sa mémoire vénérée nos souvenirs attristés et nos pieux regrets...

Nos Maîtres de la Faculté libre de médecine et des hôpitaux de Lille, particulièrement MM. les professeurs Duret, Desplats, Eustache, Augier, Rogie, voudront bien agréer l'expression de nos remerciements. Leurs savantes leçons cliniques, leurs cours magistraux, leurs intéressantes causeries, leur dévouement professionnel, sont pour nous des souvenirs et des exemples que nous ne pouvons oublier.

M. le professeur Guermonprez recevra une large part de la reconnaissance que nous témoignons à nos maîtres. Nous avons eu l'honneur et la bonne fortune d'être attaché spécialement à son service pendant plusieurs années. Il nous a prodigué sans mesure ses conseils et ses encouragements avec une bienveillance et un désintéressement dont nous restons vraiment confus. Lui encore nous a inspiré le sujet de cette thèse, mettant à notre disposition les nombreux documents scientifiques accumulés dans les importants services de chirurgie industrielle confiés à ses soins. C'est acquitter une véritable dette que de lui exprimer publiquement nos remerciements très sincères et notre très respectueux attachement.

Nous ne saurions oublier nos Maîtres dans les hôpitaux de Paris; grâce à leur solide et magistral enseignement, nous avons pu perfectionner et accroître nos connaissances médicales. Ce n'est pas sans regret que nous nous séparons d'eux. Mais au moins, nous emportons de leur école l'assurance que leurs préceptes nous dirigeront mieux, que leurs conseils nous dirigeront plus sûrement à travers les difficultés professionnelles qui pourront surgir devant nous.

Nous devons aussi des remerciements à M. le docteur E. Masoin, Secrétaire perpétuel de l'Académie Royale de Médecine de Belgique, et à M. le docteur Franchomme, chef des Travaux pratiques de physiologie à la Faculté libre de médecine de Lille, pour les documents et renseignements qu'ils nous ont procurés; nous les leur adressons avec empressement.

Nous prions M. le professeur Tillaux d'agréer l'expression de notre gratitude pour avoir bien voulu accepter la présidence de cette modeste thèse; c'est pour nous un grand honneur dont nous restons profondément touché.

CHAPITRE PREMIER

Historique (1)

Les arrachements du cuir chevelu n'ont pas une longue histoire, et cela pour deux raisons : la première, c'est qu'étant exclusivement des accidents industriels, ils sont apparus, chronologiquement, avec le développement des usines qui ne se sont accrues et perfectionnées que dans le cours du dernier siècle, en multipliant les organes constitutifs de leurs machines : volants, rouages, axes et courroies de transmission. La seconde, c'est que ces blessures ont été considérées par

(1) Nous ne citons que pour mémoire les relations de Simonin et de Catlin, dans le *Tour du Monde* (1863-1868-1869-1874), les romans de Fenimore Cooper et de Mayne-Reid, où sont rapportés les récits des cérémonies étranges et barbares dans lesquelles les Indiens du Nord de l'Amérique scalpaient les vaincus ou les prisonniers de guerre pour faire de leurs chevelures des trophées témoins de leurs audacieux exploits. Ces scalps, pratiqués avec des armes ou des couteaux de chasse. sont des *plaies circulaires par instruments tranchants* plutôt que des arrachements du cuir chevelu proprement dits.

l'ensemble des chirurgiens, à de rares exceptions près, comme des plaies banales des téguments crâniens, présentant les mêmes symptômes, entraînant le même pronostic, exigeant le même traitement ; une confusion regrettable s'est ainsi établie et beaucoup de cas intéressants ont pu être considérés comme vulgaires et rester dans l'oubli.

Certes, les plaies de tête sont depuis longtemps connues et étudiées dans leurs modalités cliniques diverses ; il suffit de parcourir les auteurs anciens ou modernes pour constater qu'il n'est guère de détails ayant échappé à leurs observations (1). Depuis A. Paré, Boirel, Rou-

(1) Ambroise PARÉ, *Œuvres complètes*. Edition Malgaigne, T. ii, 1840.

BOIREL. *Traité des plaies de tête*. Alençon, 1677.

ROUHAULT, *Traité des plaies de tête*. Turin, 1720.

J.-L. PETIT, *Traité des maladies chirurgicales et des opérations qui leur conviennent*. (Ouvrage posthume). T. i, 1790.

SABATIER, *De la médecine opératoire ou des opérations qui se pratiquent le plus fréquemment*. T. ii, 1796.

GIMBRÈRE, *Sur la réunion immédiate des plaies des téguments du crâne*. Strasbourg, 1831.

MALGAIGNE, *De la théorie et du traitement des plaies de tête*. In Gazette Médicale de Paris, 1836.

CHASSAIGNAC, *Des lésions traumatiques du crâne*. Thèse de concours, 1842.

GUTHRIE, *On Injuries of the Head*. London, 1842.

DUFOUR, *Plaies de tête*. Archives de médecine navale 1846.

RIBIÈRE, *Considérations sur les plaies tégumentaires du crâne et sur le traitement par la suture*, Thèse, Paris, 1888.

FORGUE, *Traitement des lésions traumatiques*. Montpellier, 1890.

TILLAUX, *Traité de chirurgie clinique*, 1897.

FORGUE et RECLUS, *Traité de thérapeutique chirurgicale*, 1891.

LEJARS, *Chirurgie d'urgence*. 1900.

MONOD et VANVERTS, *Traité de technique opératoire*. 1902.

hault, J.-L. Petit, Sabatier, Gimbrère, Malgaigne, Chassaignac, Guthrie, Dufour, qui ont fourni des descriptions remarquablement exactes et complètes de ces plaies; les travaux se sont multipliés sur la question et, pour ne citer que les plus importants, nous mentionnerons seulement les noms de Ribière, Forgue, Tillaux, Reclus, Lejars, Monod et Vanverts qui ont, de leurs multiples observations, déduit des règles précises, et, semble-t-il, définitives pour la thérapeutique chirurgicale de ces lésions.

Pourtant, l'attention ne semble pas avoir été retenue jusqu'ici, d'une manière spéciale, sur les plaies par arrachement du cuir chevelu, et les traités classiques s'y arrêtent à peine.

Ainsi, M. Chipault écrit simplement à leur sujet les lignes suivantes : « Au degré maximum de gravité des lésions du cuir chevelu, nous devons au moins signaler le scalp que produit une courroie de transmission ou roue de machine, en saisissant un ouvrier par les cheveux : *shock considérable, difficulté extrême de cicatrisation toujours précaire,* tel est le sort des malheureux ou plus souvent des *malheureuses* qui ont subi cet *accident rare* (1). »

Et M. Gérard-Marchant les présente en ces termes succincts : « Quelques-unes de ces plaies (du cuir chevelu) sont fort graves par elles-mêmes: ce sont celles qu'on observe chez les individus scalpés ou chez ceux

(1) *Traité de chirurgie clinique et opératoire,* par MM. LE DENTU et DELBET, tome IV, 1897. Lésions traumatiques du crâne.

dont le cuir chevelu a été violemment arraché. Cet accident s'observe dans les ateliers, chez les ouvriers brusquement saisis par leurs cheveux, attirés et roulés par les courroies de transmission ou par les roues de machines (1). »

Enfin, MM. Legouest et Servier font les remarques suivantes (2) : « Il convient de rapprocher des plaies à lambeaux, les plaies avec perte de substance. Lorsque celle-ci est peu étendue et qu'une très petite portion seulement des os a été mise à découvert, la plaie guérit sans grande difficulté, mise à l'abri du contact de l'air sous un appareil inamovible composé de bandelettes agglutinatives. Il n'en est plus de même lorsque la perte de substance est considérable, soit que les sujets aient été scalpés, soit que le cuir chevelu ait été arraché, comme on l'observe chez des ouvrières dont les cheveux sont saisis et enroulés ou attirés par quelque machine industrielle. Dans les quelques circonstances où ces accidents ont été vus, la mort en a *toujours* été le résultat. »

Nous verrons, dans le cours de cette étude, ce qu'il faut penser de ces allégations. Disons dès maintenant que ces conclusions nous semblent découler de quelques observations isolées, certainement très malheureuses dans leurs terminaisons, plutôt que d'une statistique étendue, et que les auteurs nous paraissent avoir for-

(1) *Traité de chirurgie* par MM. DUPLAY et RECLUS, tome III, 2e éd. 1897. Plaies des téguments et des os du crâne.
(2) DECHAMBRE, *Dictionnaire encyclopédique des sciences médicales*, art. crâne. T. XXII.

mulé trop explicitement un jugement d'un pessimisme exagéré. Il suffit d'ailleurs pour être amené à le rectifier de se reporter aux nombreux documents relatifs aux arrachements du cuir chevelu que l'on trouve çà et là, épars dans la littérature médicale.

A l'étranger les auteurs anglais ou américains n'ont publié à ce sujet que de rares observations, disséminées au hasard des journaux et des revues périodiques ; elles sont dues à Downs (1853), Syme (1861), Keeling, Finnel, Abbe (1878) et Cowell (1879), et, bien qu'elles soient publiées sans commentaires pratiques, il n'en reste pas moins intéressant de les rapprocher pour les comparer entre elles.

En Allemagne, la question semble avoir été mieux étudiée et plus approfondie. Nous trouvons en effet, à ce sujet, outre les relations fort intéressantes de Bruns (1), des observations isolées dues à Stromeyer (1864), Netolitzky (1871), Reverdin, Triponel (1876), Gussenbauer (1884), Socin (1890), Sick (1892), Riegner (1893), Altermatt (1897), et surtout un important mémoire, *Ueber Skalpierung*, publié par GEROK dans le « Beitræge zur klinischen chirurgie, IX⸴ (1892), » constituant le premier travail d'ensemble sur la question.

C'est une analyse critique de quatorze cas de scalp, fort minutieusement conduite et qui amène l'auteur à des conclusions pratiques de la plus haute importance au point de vue du pronostic et du traitement. Après des

(1) BRUNS, *Handbuch der praktischen chirurgie*. Band I : die chirurgischen Krankheiten und Verletzungen des Gehirns und seiner Umhüllungen, 1854.

considérations sur les complications de ces blessures qui
demandent parfois de longues années pour arriver à la
cicatrisation définitive, quand le sujet résiste aux infec-
tions microbiennes, Gerok arrive à repousser d'emblée
l'idée de la réimplantation de la calotte cutanée arrachée,
pour préconiser le pansement humide simple, avec un
antiseptique faible qui amènera la détersion complète de
la plaie ; il recommande enfin l'application de greffes
qui hâteront la cicatrisation définitive et la guérison,
quand les bourgeons charnus s'étendront en nappe sur
toute la surface dénudée.

Ce mémoire ne nous semble cependant pas exempt de
toute critique, et, parmi les 14 cas réunis par Gerok, 2
au moins doivent être séparés des « Skalpierungen », et
isolés, car ils constituent, l'un, une « plaie par griffes »
(ob. XXVIII, de Wachenfeld), l'autre, une « plaie par
glissement » (obs. XXXII, de Brach). Ces distinctions,
nous le verrons, ne sont pas sans utilité pratique et modifient légèrement la statistique de Gerok.

En France, à côté des faits isolés rapportés par Jacquet
(1842), Vauthier (1867), Burdel (1875), Salles (1879),
Guermonprez (1885), Gross (1895), Malherbe (1898), nous
devons citer, comme travaux plus importants, la thèse de
WYART : « *De l'arrachement chez la femme de la totalité
du cuir chevelu (scalp total)* » (Lyon, 1898), et celles des
docteurs PARIZOT et BUNEAU intitulées, la première :
Des plaies par arrachement » (Paris, 1898), la seconde :
« *Des arrachements du cuir chevelu et de leur traitement* » (Paris, 1900).

Sans anticiper sur ce que nous aurons à dire plus loin,

en nous basant sur l'ensemble des faits que nous avons réunis, nous pouvons dès à présent constater et signaler les contradictions qui existent entre ces auteurs.

C'est ainsi que Wyart recommande « la remise en place du lambeau et sa suture aux bords de la plaie ; ce serait là, dit-il, une tentative de greffe de toute la calotte enlevée ; en surveillant les blessés, une telle tentative, faite avec toutes les garanties de l'antisepsie la plus rigoureuse, ne peut avoir que des avantages et, dans l'espèce, elle nous paraît absolument justifiée ».

Parizot écrit : « Il est à l'honneur de ceux qui ont été aux prises avec ces difficultés inconnues, de reconnaître qu'ils ont toujours fait ce qui était possible en réappliquant les téguments aussi déplorablement altérés : c'est faire œuvre réellement médicale que de lutter encore pour la conservation d'un organe avec aussi peu de chances de succès. C'est une façon en acte d'encourager quand même la blessée et son entourage et d'accumuler les tentatives rationnelles alors même qu'il reste si peu d'espoir ». Et plus loin : « Dans les arrachements complets il ne faut pas renoncer à tenter la réimplantation de la portion séparée. »

Buneau, de son côté, conclut, d'après des faits expérimentaux et des observations cliniques, qu'il n'y a aucune chance de voir revivre un lambeau entièrement détaché, fût-il très petit et rapidement replacé, ou assez large et plus ou moins malaxé ou contusionné » ; d'où il conclut que « dans le scalp complet, il est inutile de réappliquer la calotte vouée au sphacèle. »

— Ce précepte thérapeutique, qui contredit formellement

la ligne de conduite tracée par Wyart et Parizot, rapproche au contraire Buneau de Gerok qui, nous l'avons vu, repousse, en Allemagne, toute tentative de réimplantation.

Enfin, s'il nous est permis de nous citer personnellement, nous avons publié, en collaboration avec M. le docteur Franchomme, dans le *Journal des sciences médicales de Lille* (1), une observation d'arrachement complet du cuir chevelu, reproduite d'ailleurs dans la thèse de Buneau (obs. XXVII). Et si nous la signalons tout particulièrement, c'est pour la rapprocher de l'observation inédite (obs. XLVI) que nous rapportons au chapitre V de ce travail : dans ces deux cas, en effet, sur les conseils de M. le professeur Guermonprez et du docteur Franchomme, nous avons systématiquement employé pour le pansement l'onguent styrax ; les résultats obtenus restent tels que nous n'hésitons pas à recommander ce nouveau mode de traitement comme méthode de choix en pareille occurrence, pour hâter la cicatrisation et rendre la guérison plus rapide.

(1) Franchomme et Fouchard. Communication à la Société anatomo-clinique de Lille (1898).

CHAPITRE II

Pathogénie. — Symptomatologie.

Les arrachements du cuir chevelu résultent d'une traction violente et brusque qui s'opère sur les téguments crâniens par l'intermédiaire des cheveux formant corde, le reste du corps étant immobilisé soit par son propre poids, soit par un effort du sujet qui résiste instinctivement à cette traction.

D'où vient cette traction ? Comment s'opère-t-elle ? Que produit-elle ?

La réponse à ces trois questions découlera tout naturellement de l'analyse des observations qui suivent.

OBSERVATION I

(Syme, *Observations in Clinical Surgery.*
Edinburgh, 1861, p. 173.)

Une jeune fille se présente avec un arrachement des téguments crâniens et de la peau du front produit huit ans auparavant par la roue d'une machine.

La cicatrisation s'est en partie seulement opérée, car la région

du vertex est encore couverte de granulations et de bourgeons
charnus. Les bords inférieurs de la plaie, les oreilles et les
sourcils sont fortement tiraillés par la rétraction des tissus
cicatriciels. La paupière droite est en *ectropion* très prononcé.
On se contente de corriger cette difformité par une opération
plastique. La grande plaie guérie par des applications répétées
de pansements est dissimulée par une perruque et la blessée
quitte l'hôpital.

OBSERVATION II

(Stromeyer, *Verletzungen und chir. Krankheiten des Kopfes.*
Bd. 2, p. 14, 1864.)

Il s'agit d'une jeune fille de 16 ans dont les cheveux furent
soudainement saisis par une roue en mouvement qui emporta
et arracha le cuir chevelu, les oreilles et la peau du front jusqu'à 1 centimètre environ des sourcils. La *réimplantation* du
lambeau fut essayée, mais échoua complètement. La cicatrisation s'effectua cependant peu à peu, mais si lentement que
deux ans après l'accident, elle n'était point encore achevée.

OBSERVATION III

(Vauthier, *Journal de médecine et de chirurgie pratiques*,
janvier 1867.)

Le 19 août 1865, la jeune Stelling, âgée de treize ans, travaillait dans une filature. S'étant baissée pour ramasser quelque objet, elle s'approcha d'un arbre de couche en rotation et,
tout d'un coup, elle sentit une vive douleur : elle ne put se lever
sans aide.

On constata que la moitié de sa chevelure, assez longue, avait
été complètement arrachée.

Appelé immédiatement, M. Vauthier constata ce qui suit : toute la portion latérale gauche du crâne, depuis le front jusqu'au sommet de l'occipital, était complètement dénudée de cheveux dont il ne restait plus la moindre trace. L'arrachement s'arrêtait exactement sur la ligne médiane, au milieu de la suture sagittale. Les *cheveux* étaient si exactement *arrachés* qu'il ne restait même pas ce pointillé noir que l'on remarque après le rasement de la tête. D'ailleurs, pas la moindre plaie, pas d'autre lésion. Il ne survint aucun accident.

En 1866, les cheveux étaient repoussés, presque aussi longs, quoique moins fournis.

Bien qu'il s'agisse, dans cette relation, d'un arrachement des cheveux seuls, nous avons tenu à la mentionner, à cause de son extrême rareté. C'est, croyons-nous, une observation unique dans la littérature médicale, et nous la citons d'autant plus volontiers qu'elle constitue une exception à ce que nous pouvons considérer comme la règle en pareil cas. Nous croyons pourtant être en mesure d'expliquer ce fait d'après les expériences que nous avons réalisées sur le cadavre et que nous rapporterons plus loin.

Observation IV

(Netolitzky, *Wiener med. Wochenschrift.* Nr. 34, 1871).

Une paysanne de vingt-quatre ans était grimpée sur un petit mur situé tout près d'une machine lorsqu'elle se trouva saisie par les cheveux, par une roue en mouvement et précipitée entre le mur et la machine.

On la retira sans connaissance de cette périlleuse situation, mais elle reprit vite ses sens et put s'en aller à pied chez elle.

La peau était arrachée depuis la base du front, les tempes et les oreilles jusqu'en un point correspondant à peu près à la troisième cervicale. La périoste était lésé, et, par endroits, déchiqueté.

Douze jours après, grâce au traitement appliqué, apparaissaient d'abondantes granulations. Au cours de la quatrième semaine, deux fragments osseux nécrosés s'éliminèrent spontanément.

La cicatrisation suivit son cours régulier, interrompue pendant quelques jours et ralentie par un *érysipèle*.

Deux ans plus tard, elle n'était cependant pas terminée et la paupière supérieure gauche présentait un *ectropion* cicatriciel très prononcé.

Ce fut alors qu'on préleva sur le bras de la blessée, au moyen de petites incisions elliptiques, des lambeaux cutanés qui furent transplantés sur les bourgeons charnus de la plaie. Le résultat fut excellent. Pour hâter la guérison complète, on fit une seconde tentative de greffes, mais prises, cette fois, sur un chien et un jeune chat. Elles réussirent encore ; malgré cela, la guérison n'est pas encore complète à l'heure actuelle.

Observation V

(Burdel, *Union médicale*, Paris, 1875.)

Une jeune fille, employée à tailler le verre à la verrerie de Vierzon, voulait aller retrouver une de ses compagnes en passant sous les tours mis en mouvement par une machine à vapeur, quand une natte de ses cheveux fut saisie par l'arbre de couche. L'ouvrière fut enlevée, suspendue au-dessus du sol, et l'arbre, continuant son mouvement, la fit tourbillonner jusqu'au moment où, la calotte presque entière du cuir chevelu restant accrochée à la machine, elle fut projetée à terre.

La tête était irrégulièrement scalpée ; la partie du cuir chevelu voisine des tempes et des oreilles, retombait déchirée en plusieurs lambeaux ; une première déchirure s'étendant jusqu'au bout de l'articulation temporo-maxillaire formait un lambeau frontal recouvrant l'œil gauche ; une deuxième déchirure labourant toute la partie postérieure de la tête allait jusqu'à l'occiput ; enfin, à droite, une troisième, moins étendue, allait gagner le sourcil.

Rapprochement et suture des déchirures formant lambeaux ; *réapplication* de la calotte du cuir chevelu arrachée sur la partie qu'elle recouvrait normalement avant l'accident, après lavage à l'eau alcoolisée, et suture avec les autres lambeaux dans le but d'avoir une couverture protectrice du crâne dénudé. Pansement épais avec ouate, laissé en place trois jours.

Le quatrième jour, à l'ouverture du pansement, toutes les parties vivantes qui avaient été rapprochées par des sutures s'étaient réunies ; la calotte seule, dans toute sa circonférence ratatinée et mortifiée, s'était isolée du reste, entraînée déjà par un commencement de suppuration. Enlèvement de cette calotte sous laquelle apparaît, à la surface du crâne, une masse de bourgeons charnus, et que l'on remplace par un linge fin trempé dans un liniment oléo-calcaire phéniqué, recouvert d'ouate. Consécutivement, suppuration abondante en même temps que prolifération exubérante de bourgeons.

Trois semaines après l'accident, greffes épidermiques appliquées sur la surface bourgeonnante et recouvertes d'une feuille légère de gutta, avec pansement ouaté. Pour ne pas déplacer les greffes et assurer leur reprise, deux jours sans pansement. Suppuration abondante et commencement de *tétanos*, arrêté en faisant prendre du chloral à l'intérieur, associé à des injections hypodermiques de morphine. Disparition des lamelles épidermiques entrainées par la suppuration.

Deuxième tentative à l'aide de greffes épidermiques groupées sur le sommet de la tête afin de former une sorte d'îlot complètement isolé du reste du pansement. Cette tentative, comme la première, ne donna aucun résultat.

On pratique alors une sorte d'autoplastie dermique superfi·
cielle, c'est-à-dire on détache un lambeau de cuir chevelu de
la tête de la jeune fille elle-même ; ce lambeau formait une
pointe très aiguë et était garni, d'un côté, de bulbes pileux, et,
de l'autre, de tissu cellulaire. Scarification avec la pointe d'un
bistouri, d'une surface de bourgeons charnus égale à celle re-
présentée par la greffe, puis application de cette greffe sur
l'espace scarifié. Pansement aux feuilles de gutta et ouate maintenant le lambeau en place.

Trois jours après cette application, greffe nullement flétrie et
semblant adhérente.

Quelques jours après, la greffe est devenue comme un point
central d'où rayonne le tissu cicatriciel. Application de trois
autres greffes semblables qui réussissent encore.

Trois semaines après ces dernières autoplasties, le tissu cicatriciel était complètement formé. A sa sortie de l'hôpital, la
jeune fille était guérie, présentant au sommet de la tête une
large cicatrice parsemée de quatre petits îlots garnis de cheveux.

OBSERVATION VI

(Reverdin, *Deutsche Zeitschrift für chirurgie.*
Bd. 6, 1876, p. 416).

Le 8 avril 1872, Catherine Sch..., ouvrière dans un tissage,
eut, en se baissant, les cheveux pris dans un engrenage et fut
scalpée. *Hémorragie assez intense*, mais *peu durable* ; *douleur
peu vive*. Pansement simple. La patiente garda le lit six jours,
au bout desquels, ne sentant ni fièvre, ni douleurs, elle se reprit à vaquer à ses occupations habituelles. Mais une abondante suppuration s'établit, retardant et prolongeant la cicatrisation tant espérée ; c'est ce qui décida la blessée à entrer à
l'hôpital de Strasbourg, le 10 octobre 1872, six mois après l'accident.

La plaie de la tête mesure 35 cm. de la racine du nez à la bosse occipitale, 28 cm. de l'oreille droite intacte à l'oreille gauche en partie arrachée, 57 cm. de circonférence. Les bour-geons sont rares et peu vigoureux. Le plus abondant qui s'é-coule irrite par son contact la peau du visage et du cou. Cica-trice violacée, très vascularisée, bordant la plaie. *Rétraction* considérable déjà effectuée et *attirant fortement les paupières en haut et en dehors.* La cicatrisation semble arrêtée dans sa marche. L'état général est cependant resté satisfaisant, les fonctions sont régulières ; mais, quoique les douleurs soient de peu d'intensité, le moral est fort déprimé.

Traitement commencé le 10 octobre 1872 : vin de quinquina, nourriture succulente ; pansement aux bandelettes de diachylon imbriquées sur toute la plaie et que l'on renouvelle une à deux fois toutes les 24 heures suivant les exigences de la propreté. Au bout de huit jours, modification tellement notable de la surface granulante que le traitement aux greffes épidermiques peut être méthodiquement entrepris.

Les greffes épidermiques prises sur la malade, sur son mari, sont placées sur les surfaces bourgeonnantes. Tentative de greffes avec la peau de chien et de lapin. Elimination de ces petits lambeaux au milieu du pus. Excitation des surfaces dé-pourvues de granulations à l'aide de liquides et de pommades irritants.

Le 25 octobre autre tentative. Le lambeau ne sera transplanté que lorsque lui-même sera couvert de bourgeons. Dans ce but, après avoir pratiqué sur la poitrine d'un jeune chien deux inci-sions parallèles longues de 6 centimètres et distantes l'une de l'autre de 4 centimètres, on dissèque le lambeau circonscrit en le laissant cependant adhérent par ses deux extrémités, en ayant soin d'isoler cette sorte de pont cutané par une bande de diachylon pour prévenir toute cicatrisation avec les parties pro-fondes. Le lambeau ainsi isolé granulait vigoureusement en quelques jours, et le 31 octobre, il était sectionné et transplanté sur la tête de la patiente.

Le 3 novembre, la greffe ne formait plus qu'une masse pâteuse et molle qui tombait avec le pansement. Troisième expérience : greffes faites avec la paroi d'un kyste dermoïde : succès complet. Dès ce moment, abandon de la greffe animale et choix de greffes humaines.

Le 15 novembre, une amputation de cuisse avant été pratiquée chez un enfant et achevée à 10 h. 3/4, on détache vers 11 h. 1/2, à l'aide d'une pince et d'un bistouri, deux lambeaux cutanés de 5 centimètres qui, dépouillés de la graisse adhérente à leur face profonde, sont placés sur le sommet de la tête. Trois greffes plus petite sont faites au ciseaux. Le membre amputé ayant été placé dans un baquet rempli d'eau chaude et recouvert d'une toile cirée, on prend une nouvelle fois, à 1 h. 1/2, c'est-à-dire deux heures quarante-cinq minutes après l'amputation, à l'aide du bistouri, deux greffes de un centimètre carré et, aux ciseaux, cinq autres plus petites.

Le 17, l'épiderme de quelques-unes des grandes greffes est brun noirâtre par endroits. Le 18, ces points noirâtres sont grandis et l'épiderme soulevé se détache facilement.

Le 20, les greffes ayant complètement dépouillé leur épiderme, on aperçoit sur elles des petits points rosés représentant de jeunes vaisseaux qui s'étendent et donnent aux greffes une coloration assez semblable à celle des bourgeons de la plaie.

Le 22, greffes très adhérentes, entourées d'une auréole rougeâtre. Cicatrisation avançant très rapidement.

Le 28, la moitié antérieure de la plaie est cicatrisée. Continuation du traitement pour la partie postérieure.

Guérison et renvoi de la malade le 17 mai 1873, après un traitement de sept mois de durée.

A signaler, au cours du traitement et venant l'entraver, un *érysipèle* en février 1873, et quelques suffusions sanguines dans les granulations, arrêtées facilement par la compression.

Résultat éloigné : guérison maintenué à part quelques petites *ulcérations* qui se produisirent parfois mais qui cédèrent chaque fois aux pansements. *Paupières supérieures fortement attirées en haut.* Mort le 24 octobre 1874, après accouchement, d'infection puerpérale.

Observation VII (résumée).

(Triponel, *Deutsche Zeitschrift für chirurgie*, 1876,
Bd. 6. ; p. 422.)

L'auteur rapporte un cas tout à fait analogue au précédent, traité lui aussi par les greffes épidermiques qui hâtèrent considérablement la guérison. Il n'en donne pas la description détaillée qui ressemble d'ailleurs, point pour point, dit-il, à celle donnée plus haut par Reverdin.

Observation VIII (résumée).

(Keeling, *British med. Journal*, 1878. Vol. I ; p. 71.)

Il s'agit d'une jeune femme dont les cheveux ont été pris dans une machine en mouvement. La blessée a été soulevée de terre et le cuir chevelu s'est trouvé complètement arraché. Cet accident est arrivé il y a 4 ans et la plaie n'est pas encore cicatrisée à l'heure actuelle.

Observation IX

(Finnel, *New-York medical Journal*, 1878.)

Une femme âgée de vingt huit ans, visitant une usine, se baissait pour mieux examiner les détails d'une machine, quand sa longue chevelure fut enlevée par un volant animé d'un mouvement extrêmement rapide et arrachée par lui. La blessée ne ressentit *pas grande souffrance.* La première sensation éprouvée fut une sensation de froid à la tête, et c'est en y portant la main que la victime s'aperçut de l'accident brutal et imprévu dont elle était victime. À la suite de ce traumatisme, il n'y eut *ni choc, ni douleur.*

En examinant la tête, on constata que la surface dénudée s'étendait de la base de l'occiput au sourcil gauche. Le sourcil même était arraché et l'oreille à ce point endommagée qu'elle pendait, retenue seulement par un petit pont cutané. La partie enlevée mesurait 24 pouces de circonférence. On pensa d'abord à réappliquer cette portion du cuir chevelu sur la surface dénudée, mais sa surface cruentée était tellement souillée par la graisse de machine que l'on jugea cette tentative inutile.

OBSERVATION X (résumée).

(Abbe, *New-York medical Journal*, 1878.)

Cas semblable au précédent, traité en 1874 à l'hôpital Saint-Luc. L'étendue du cuir chevelu enlevé était à peu près la même et l'arrachement avait été produit par un volant. Trois mois après le traumatisme, des granulations s'étendaient sur le crâne dénudé. On remarqua au cours du traitement par les greffes que celles des greffes placées à environ un pouce de la cicatrice marginale furent les seules qui contractèrent des adhérences. Les greffes étaient des dimensions d'un grain de blé et, durant les quatre années que dura la cicatrisation, on en employa environ douze mille (!)

OBSERVATION XI

(Cowell, *Lancet London*, 1879.)

Dans la salle Holland de l'hôpital de Westminster se trouve une jeune fille de quatorze ans qui a été victime d'un accident singulier. Sa chevelure fut saisie par le volant d'une machine à vapeur qui servait à mettre en marche un certain nombre de machines à coudre et cette jeune fille eut un arrachement complet du cuir chevelu. L'accident arriva. le 12 août et son état, quand elle entra à l'hôpital, était le suivant : une portion triangulaire de la peau du front pendait au-dessus du visage, la pointe de ce triangle contenait une petite parcelle du cuir chevelu dont la plus grande partie avait été arrachée. Les deux oreilles étaient décollées et pendaient de chaque côté sur le cou ; le pavillon du côté droit était intact, mais la partie supérieure du pavillon gauche avait disparu. La déchirure présentait des bords déchiquetés et avait lieu suivant des lignes qui. passant, l'une par la partie supérieure de l'oreille droite et l'autre par le milieu de l'oreille gauche, venaient se rencontrer au niveau de la septième vertèbre cervicale. Toute la tête et la partie postérieure du cou étaient complètement mises à nu. *Il fallut lier une des artères temporales.*

Le *cuir chevelu* envoyé aussitôt après l'arrivée de la malade fut lavé, rasé, et soigneusement *réappliqué* sur les parties dénudées par le chirurgien de garde, mais c'était là une partie morte. Les oreilles qui pendaient et aussi la peau du front furent replacées dans leur position normale et suturées.

Les parties arrachées étaient constituées par la peau de l'occiput et du front et la moitié de l'oreille gauche. Elle s'escharifia et s'élimina dans la suite.

La patiente ne présenta aucun mauvais symptôme et n'accusa pas de douleurs. Elle fut cependant très faible pendant les cinq premiers jours qui suivirent l'accident.

La blessure fut désinfectée et, depuis lors, la surface de la plaie, pansée à la vaseline étendue sur de la charpie, a présenté un aspect excellent, s'améliorant de jour en jour.

On pourra commencer maintenant l'application de greffes cutanées pour amener plus vite une cicatrisation complète.

Observation XII (résumée),

(Salles, *Montpellier médical*, 1879, tome XLI, p. 355).

Le 1er juin 1876, Malvina D..., âgée de 17 ans, ouvrière dans une filature de soie, à Saint-Ambroix, en passant pour se rendre à sa place, sous l'arbre de couche qui imprime aux tours de l'atelier leur mouvement, eut sa résille accrochée par un petit clou fixé au fer de cet endroit ; les cheveux s'enroulèrent rapidement autour de l'axe, et, avant qu'on ait pu dégager la malheureuse jeune fille, la calotte crânienne fut arrachée violemment de ses attaches.

Appelé en toute hâte, je trouvai Malvina D..., assise sur une chaise, dans une salle contiguë à l'atelier. Elle avait été littéralement scalpée. On avait replacé sur le crâne le cuir chevelu détaché et tombé à terre et l'on essayait d'arrêter l'*hémorragie*. Je constatai que le cuir chevelu avait été coupé comme à l'emporte-pièce, suivant une ligne circulaire placée à 4 cm. au-dessus de la racine du nez, à 3 cm. au-dessus de l'oreille et à 2 cm. au-dessus de la bosse occipitale. Le périoste adhérait à cette calotte et la voûte crânienne se trouvait ainsi mise à nu.

Mon premier soin fut de raser les cheveux et de laver à l'eau froide les bords de la plaie ; puis *je plaçai sur l'os les téguments arrachés* que je lavai aussi et dont je coupai les cheveux et je les fixai par douze points de sutures.

Compresses froides et compression méthodique à l'aide d'un bandage approprié. La malade put retourner à pied à sa chambre, située à 1 kilom. de l'atelier.

Rien d'anormal pendant les trois premiers jours. Le visage s'enfla cependant en même temps que les paupières devenaient le siège d'une vaste ecchymose. Pouls. : 100. Température : de 38° à 39°.

4 juin. — Un peu de subdelirium dans la nuit ; *érysipèle* du côté gauche de la face. Pouls : 112. T. : 39°5.

5. — L'érysipèle s'étend au côté droit. Purgatif ; application de collodion riciné. P. : 115. T. : 39°5.

6. — Mortification de la calotte charnue ; décollement des parties molles à la région temporale et à la région sourcillière ; un pus noirâtre et mêlé de détritus se fait jour à travers les lèvres de la plaie. Deux incisions sont pratiquées avec le bistouri au-dessus des arcades zygomatiques et laissent passer deux drains qui vont sortir entre deux points de sutures. Matin et soir, on fait des lavages avec de l'eau alcoolisée phéniquée ; on applique par-dessus des gâteaux de charpie imbibés de la même solution, une large compresse et un bandage. P. 108. T. 38°6.

Les jours suivants, la rougeur érysipélateuse diminue très notablement, mais les paupières fortement ecchymosées voilent toujours les yeux. La suppuration est toujours excessive. Des douleurs très vives s'irradient dans toute la face et le front, empêchant tout sommeil.

Pouls petit ; langue rouge ; vomissements. Les bords de la plaie se couvrent peu à peu de bourgeons charnus ; un fin liseré épidermique se dessine sur tout son pourtour, sillonné de filets vasculaires très petits.

Le 19 juin, la calotte tégumentaire est enlevée avec les objets de pansement. Le crâne offre alors à l'examen sur toute sa surface dénudée de petites marbrures rougeâtres disséminées sous la table externe. A travers les sutures fronto-pariétales et bi-pariétales, on voit sortir de petits filaments rouges qui se réunissent et donnent alors naissance à des bourgeons isolés, de couleur rosée, qui saignent au moindre contact. Pansement avec un taffetas enduit de cérat que l'on renouvelle avec soin les jours suivants.

Le 22 juillet, l'épiderme s'est reformé en arrière sur une largeur de 2 cm. mais en avant il ne semble plus progresser. L'état général qui jusque là s'était maintenu satisfaisant grâce à l'alimentation choisie et aux toniques prescrits, laisse à désirer depuis quelques jours.

L'appétit est nul ; le pouls petit, fuyant sous le doigt. Diarrhée.

23. — La table externe du pariétal gauche paraît percée en plusieurs points de petits trous remplis d'un liquide incolore animé de mouvements oscillatoires isochrones aux pulsations artérielles.

Les jours suivants, quelques dents des sutures des pariétaux se détachent, laissant voir à leur niveau des bourgeons charnus minces et confluents, venus du tissu spongieux de l'os. Ces bourgeons progressent peu à peu pour rejoindre ceux qui, des bords de la plaie s'avancent vers eux.

La malade passe l'été à la campagne où elle semble recouvrer chaque jour des forces, au grand air des champs.

Le 12 octobre, la plaie qui suppure beaucoup moins, se trouve considérablement rétrécie. Sa surface toutefois n'est pas unie ; elle est formée de dépressions et d'élevures suivant que le processus de réparation a été intense ou hésitant dans sa marche.

28 décembre. — La blessée ne présente plus qu'une plaie de 12 cm. sur 13 cm. (au lieu de 23 cm. dimension première), plaie partout entourée d'une peau très fine, sillonnée de vésicules et sans cheveux.

La menstruation qui était disparue se rétablit dans le courant de janvier 1877, l'état général s'améliora de jour en jour. Malheureusement, l'état local laissait à désirer, à tel point que vers la fin d'août, nous étions encore présence d'une véritable ulcère atonique, à fond rougeâtre, à bords irréguliers, large et long de 4 à 5 cm. environ, contre lequel nous restions impuissants. Les topiques les plus divers furent employés sans résultat : bismuth, oxyde rouge de mercure, iodoforme, etc. Trois ou quatre tentatives de greffes échouèrent également. Tout essai nouveau d'autoplastie fut abandonné et la jeune fille retourna à la campagne, où des pansements au cérat simple lui furent appliqués.

Vers le milieu de novembre 1877, l'ulcère était enfin cicatrisé. A signaler pourtant la production répétée *d'ulcérations* qui finirent par disparaître complètement. Ce ne fut que vers la fin de février 1878 que la guérison put être considérée comme définitive.

La voûte du crâne est maintenant recouverte d'un tissu nodulaire d'un blanc mat, mais d'une consistance assez grande pour ne plus être exposé à des excoriations. Ce tissu se continue sur le cuir chevelu et avec la peau du front qui est fortement tendue sur l'os et a perdu sa mobilité. Une ligne violacée sert de démarcation entre le tissu cicatriciel et l'épicrâne.

Les parties voisines qui, au début, étaient *fortement attirées en haut*, commencent à reprendre leur souplesse. Les paupières peuvent s'ouvrir complètement et la mâchoire inférieure, dont les mouvements étaient restés longtemps limités, s'abaisse comme autrefois. Au moyen d'une perruque, la malade pourra cacher plus tard sa difformité.

Observation XIII

(Gussenbauer, *Centralbl. für Chirurgie*, Nr. 19, p. 305, 1884.)

Une jeune fille est victime d'un accident et présente une déchirure du cuir chevelu qui part de la base du nez, passe à 4 cm. au-dessus de la joue et de l'oreille droite qu'elle respecte, emporte dans le lambeau qu'elle détermine toute l'oreille gauche et se termine au niveau de la vertèbre proéminente. *La partie scalpée*, retirée de la machine où elle était fixée par les cheveux enroulés est minutieusement désinfectée, puis *réappliquée* à sa place primitive et fixée par 63 points de sutures et un pansement compressif. Malheureusement elle se mortifie et s'élimine dans la suite au milieu de la suppuration.

Le chirurgien recouvre alors toute la surface de plaie bourgeonnante de greffes épidermiques suivant la méthode de

Thiersch, mais une grande partie d'entre elles s'élimine et disparaît. Vingt mois après la cicatrisation n'était point achevée ;
il avait été appliqué 340 greffes dont 270 seulement avaient
réussi.

Observation XIV

(Guermonprez, *Pratique chirurgicale des établissements
industriels* 1885. p. 18).

Une jeune fille prenait plaisir à présenter sa chevelure à un
peigne de filature ; elle fût subitement surprise, perdit une
grande partie du cuir chevelu et ne parvint à guérir qu'après
de longs mois.

Observation XV

(Socin, *Jahresbericht über die chirurgische Abheilung des Spitals zu Basel*, 1890).

Une ouvrière de fabrique est entièrement scalpée dans un
accident. Deux mois après, première tentative de greffes selon
la méthode Thiersch-Reverdin ; mais les lambeaux transplantés s'éliminent et disparaissent.

La malade entre à la clinique le 17 juin 1889, présentant sur
la tête une vaste surface bourgeonnante qui s'étend depuis la
racine du nez jusqu'à 2 centim. au-dessus de la limite d'implantation des cheveux sur la nuque, en passant à un travers
de doigt environ au-dessus des points d'attache des oreilles.

Le 22 juin 1889, nouvelle application de greffes de Thiersch,
sous le chloroforme. La plaie est soigneusement désinfectée,
les bourgeons sont abrasés à l'aide d'une curette tranchante et
recouverts de lambeaux épidermiques. Pansement compressif.

Sept séances de greffes sont ainsi renouvelées jusqu'au 3 avril 1890, date à laquelle la malade, complètement guérie, quitte la clinique.

OBSERVATION XVI

(Sick, *Münchener med. Wochenschr.*, 1892, n° 7).

L'auteur présente au Congrès de médecine de Hambourg, une fillette de 10 ans qui, pendant l'été de 1891, fut entièrement scalpée. La vaste plaie produite par l'arrachement fut couverte de greffes prélevés sur deux hommes bien portants. Cette première application n'ayant pas réussi, une seconde tentative est faite, cette fois à l'aide de greffes prises sur la sœur de la blessée. Elle réussit et, depuis le mois de décembre dernier, la cicatrisation s'est opérée régulièrement dans toute la partie antérieure de la plaie. La partie non cicatrisée actuellement sera recouverte de greffes dans une prochaine opération. Il n'existe *pas d'ectropion*.

OBSERVATION XVII

(Gerok, *Beitrœge zür Klinischen chirurgie*. Bd ix, Heft 2, p. 329, 1892).

Rosine Schn..., âgée de 23 ans et enceinte de 7 mois, eut, le 31 août 1891, le cuir chevelu complètement arraché par une machine dont l'arbre de transmission lui avait saisi la chevelure dans son mouvement rapide de rotation. Elle subit encore, dans cet accident, le heurt violent d'une pièce métallique qui détermina un léger enfoncement de la paroi osseuse crânienne, dans la région pariétale inférieure gauche.

Cette femme perdit aussitôt connaissance, mais peu à peu les sens lui revinrent ; trois jours plus tard elle pouvait reprendre le cours habituel de ses occupations et se prêter facilement à l'application des pansements antiseptiques que nécessitait son état. La plaie d'ailleurs se couvrit rapidement d'abondants bourgeons charnus.

Cinq semaines après l'accident, Rosine S... entrait à la clinique chirurgicale de Tubingen.

Etat actuel : octobre 1891. Dans toute l'étendue de la plaie, des granulations abondantes et du meilleur aspect se développent et se multiplient. On constate que la ligne de déchirure des téguments passe horizontalement, en avant, au-dessus des paupières supérieures pour passer par les tempes et les oreilles dans la région de la nuque où elle suit nettement la ligne d'implantation des cheveux. La cicatrisation qui s'est opérée couvre un centimètre environ sur tout le pourtour de la plaie ; elle atteint même, en une région malheureusement très limitée et située au-dessus de l'oreille gauche, une largeur de trois travers de doigt. La plaie osseuse, elle aussi, se guérit par la formation d'un cal qui se dessine nettement. L'étendue de la plaie mesure, dans le sens transversal, 23 centimètres, d'une oreille à l'autre ; son diamètre sagittal est de 25 centimètres.

Nous pouvons voir la partie scalpée qui a été conservée par des procédés antiseptiques. C'est une vaste calotte comprenant toute la zone d'implantation des cheveux et la peau du front jusqu'aux sourcils. A gauche, on remarque en un point correspondant au pariétal, et un peu en arrière, une perforation de 3 centimètres environ de diamètre, à bords déchiquetés, produite par le heurt signalé plus haut.

Le 12 octobre 1891, c'est-à-dire six semaines après le traumatisme, les granulations sont avivées avec une curette tranchante et recouvertes de greffes prises, selon la méthode de Thiersch, sur la cuisse et le mollet de la blessée. Un pansement à la vaseline iodoformée fixe et comprime le tout.

Le 16, premier pansement. Les lambeaux transplantés semblent tenir. Deux jours après, le 18, on constate qu'ils sont réellement pris et qu'ils résistent à la suppuration qui s'est établie.

Le 29, la femme met au monde une fille bien constituée. Accouchement normal ; suites de couches régulières.

Le 10 novembre, toute la surface de la plaie est guérie. La malade reçoit une perruque qui dissimule sa cicatrice. Le 22 novembre, elle quitte la clinique.

Le docteur Frohmaier, qui habite le pays de cette femme, nous donne, par lettre du 22 mars 1892, des renseignements sur les suites éloignées de cette blessure dont la guérison reste complète, sans la moindre complication ; la blessée n'accuse aucune gêne, aucune sensation pénible.

Observation XVIII (Résumée.)

(Riegner, *Centralblatt fur chirurgie*. Bd. XX, 1893, p. 1109.)

La jeune fille, âgée de 16 ans, que je vous présente, me fut amenée dans la soirée du 7 avril dernier, c'est-à-dire il y a 8 mois très approximativement. Les cheveux s'étaient accidentellement enroulés autour d'un arbre de transmission dans l'usine où elle travaillait ; le cuir chevelu avait été violemment arraché ; elle présentait un scalp total. La déchirure dont on peut encore suivre les bords, aujourd'hui épidermisés, passait au niveau des sourcils qu'elle lacérait en partie, se continuait sur les côtés en contournant les oreilles laissées intactes pour se terminer à la nuque où il restait encore quelques cheveux implantés, au niveau de la protubérance occipitale externe.

Quelques jours après, la malade fut anesthésiée et l'on appliqua sur sa plaie crânienne préalablement lavée et aseptisée avec soin, des bandelettes épidermiques, selon la méthode de Thiersch. Un premier pansement, effectué seulement dix jours après l'opération, montra les greffes adhérentes et vivantes. Les pansements furent depuis lors méthodiquement renouvelés et la malade quitta l'hôpital 28 jours après y être entrée, ne présentant plus çà et là que quelques îlots non épidermisés.

La blessée a repris son travail ordinaire. Elle cache sa cicatrice pár une perruque assez grossière, mais la protégeant très efficacement contre les actions extérieures : froid, chaleur, frottements, etc.

OBSERVATION XIX

(Altermatt, *Beitræge zür Klinischen chirurgie*, Bd. xviii, 1897.)

Julie R..., âgée de 22 ans, ouvrière dans un tissage, rangeait sa chevelure, le 9 décembre 1895, quand celle-ci se trouva soudainement saisie par un axe de transmission en mouvement et arrachée dans une violente secousse. La douleur pourtant ne fut point excessive et l'ouvrière ne perdit pas connaissance. Le médecin appelé en toute hâte arrêta l'hémorrhagie par la compression, puis *réappliqua la partie scalpée*, après ablation des cheveux et lavages, en fixant les téguments par des sutures. Cinq heures après l'accident, la blessée entrait à la clinique du professeur Krœnlein.

La malade est d'une robuste constitution, mais son visage est d'une pâleur extrême. Elle répond librement et facilement aux diverses questions qui lui sont posées. Le pouls est régulier, un peu accéléré cependant. Température normale. Pas de vomissements. Le pansement est levé avec de grandes précautions et l'on suit facilement, en se repérant sur les points de sutures, les contours du lambeau : il s'agit bien d'un scalp total.

Comme il restait des doutes sur la manière dont avait été pratiquée la désinfection de la plaie, on détache le lambeau par section des points de suture et, pour réaliser une asepsie minutieuse et plus parfaite qui donnera de plus grandes chances de guérison, on le place dans de l'eau stérilisée chaude. Cette ablation du lambeau laisse voir une vaste plaie qui s'étend sur toute la tête jusqu'au périoste. La limite antérieure avoisine les sourcils dont le gauche est en partie intéressé ; puis les contours passent horizontalement en arrière en respectant les oreilles pour se réjoindre à la nuque où il ne reste plus qu'une petite région garnie de cheveux. Les artères supra-orbitaire, temporale et occipitales, déchirées et béantes, saignent abondamment.

Toute cette région ainsi dénudée est lavée avec la plus grande minutie au moyen d'une solution d'alcool et de sublimé à 1/3000, puis à l'eau stérilisée tiède ; *la partie scalpée* est l'objet des mêmes soins puis *réappliquée* à sa place première, où elle est fixée par des sutures et un large pansement occlusif.

Malheureusement, les espérances fondées sur une possibilité de réunion ne se réalisèrent pas. Dès les jours suivants, la malade se plaignait de frissons légers, de douleurs de tête. Le 12 décembre, la température atteignait 39°5. Le 13, la calotte scalpée nécrosée tombait spontanément, laissant à nu une large plaie bourgeonnante.

Le 10 janvier 1896, c'est-à-dire quatre semaines environ après l'accident, on eut recours aux greffes de Thiersch. La blessée étant endormie à l'éther, on aviva, à l'aide d'une curette tranchante, les granulations formées à la surface du crâne et du front, en ayant soin d'arrêter l'hémorrhagie qui se produisait, à l'aide de compresses aseptiques ; puis l'on couvrit la moitié de la plaie de grandes lanières épidermiques longues de 15 à 20 centimètres, larges de 3 centimètres. Ces greffes furent recouvertes de silk-protectiv, le reste des granulations saupoudrées d'iodoforme, le tout enfermé dans un large pansement.

A signaler à ce moment une rétention d'urine, d'ailleurs inexpliquée, qui disparut rapidement et spontanément.

Le 18 janvier, les greffes étaient prises et l'épidermisation commençait un cours régulier.

Le 6 février 1897, la cicatrisation avait gagné en étendue toute la surface de la plaie, sauf pourtant en arrière, où il restait une bande de bourgeons non épidermisés. Une nouvelle application de greffes fut pratiquée vers le milieu d'avril et hâta la guérison qui, absolument complète au commencement de mai, s'est maintenue telle depuis lors, sans incident ni complication. La malade dissimule son infirmité à l'aide d'une perruque qui protège le tissu cicatriciel contre les coups et les variations de température.

OBSERVATION XX (Résumée).

(Derville, de Roubaix, *thèse* Parizot, Paris, 1898.)

La journalière Marie P..., âgée de 58 ans, a été atteinte d'un arrachement du cuir chevelu le 28 mai 1885, avec décollement très étendu de la portion cutanée antérieure. Après les soins réguliers de désinfection et de drainage, le chirurgien passa une série de points de suture tout le long du front, depuis une oreille jusqu'à l'autre. Guérison complète. La malade quitta l'hôpital le 11 juillet, quarante-cinq jours après son entrée.

OBSERVATION XXI (Résumée).

(Derville, *thèse* Parizot, Paris, 1898.)

La soigneuse Sophie V..., âgée de 15 ans, est atteinte, le 5 mars 1885, d'un important arrachement du cuir chevelu. Nettoyage, drainage, sutures. Des escharres se forment dans les régions frontales ; les portions qui s'éliminent ne sont pas seulement cutanées et sous-cutanées, des rondelles osseuses, véritables séquestres, sont aussi éliminées. On y reconnaît les caractères de la table externe de l'os. La cicatrisation en est obtenue avec une extrême lenteur. La blessée sort de l'hôpital le 2 décembre de la même année, deux cent soixante-douzième jour de l'accident. Pas d'accidents consécutifs.

Observation XXII (Résumée).

(Derville, *thèse* Parizot, Paris, 1898).

Le 10 octobre 1890, Colette P..., âgée de 30 ans, présente une plaie par arrachement de toute la partie antérieure du cuir chevelu, avec décollement très étendu : drainage, suture et pansement. Un *érysipèle* survient pendant le cours du traitement, mais il n'en résulte ni phlegmon, ni gangrène et la blessée sort complètement guérie, le 8 décembre, soixantième jour de son accident.

Observation XXIII.

(Guermonprez et Parizot, *thèse* Parizot, Paris, 1898.)

Le 15 avril 1898, l'ouvrière Emilie B..., âgée de 21 ans 1/2, était occupée à ranger sa chevelure dans la corderie où elle travaille. Placée derrière la machine dite « lisseuse », dont elle avait la garde, elle avait déposé son peigne et elle lançait ses cheveux en avant, lorsque ceux-ci vinrent à s'enrouler sur un cylindre de fer long de 20 cm. avec un axe de 5 cm. environ. Cette pièce est précisément l'axe d'un des cylindres chauffés pour la dessication de la corde préalablement lissée par de l'apprêt. La vitesse est d'environ 500 tours par minute. La jeune fille prenait ce soin de coiffure à la fin de la journée de travail, vers six heures du soir, avec l'insouciance qui écarte l'inquiétude à l'égard de tout danger d'accident. Elle raconte catégoriquement qu'elle n'a éprouvé *aucune sensation de douleur* au moment principal de l'accident. Elle n'a d'ailleurs pas été enlevée de terre, et n'a commencé à crier qu'au moment de la sensation de tiraillement des cheveux les plus périphériques et les plus postérieurs.

La machine fut arrêtée presque immédiatement. Lorsqu'un surveillant vint lui porter secours, il trouva la jeune fille fixée par les cheveux à la portion du cylindre qui n'est guère qu'à 1 m. 50 au dessus du sol ; il s'empressa de sectionner les cheveux et la blessée fut immédiatement couchée au poste de secours.

M. le docteur Pollet, de Douai, survenu peu d'instants après, reconnut que les téguments du vertex étaient complètement séparés d'avec la tête ; en coupant les cheveux de la nuque et du pourtour de la tête, il libéra toute la partie décollée des téguments : cette portion se trouva ainsi dans le paquet de la chevelure enlevée. La calotte isolée de la sorte était trop souillée et déjà trop refroidie pour en tenter le replacement, il n'y avait aucune chance vraisemblable qu'un aussi vaste segment de peau délabré à ce point pût retrouver, même partiellement, sa vitalité.

Dès le soir même, elle est admise à l'Hôtel-Dieu de Douai. M. le docteur Sockel constate que le pourtour de cette vaste plaie présente une certaine régularité ; les bords sont moins parfaitement nets que ceux d'une plaie par instrument tranchant ; mais ils ne présentent pas d'ecchymoses comme ceux d'une plaie contuse ; on n'y trouve pas non plus de festons, de mâchures, de lacérations comme dans les plaies par ratissage (coups de cardes, etc.). Il n'y a *pas d'hémorragie.* Le pourtour de la plaie laisse tout le front à découvert, il descend dans la région temporale et même jugale du côté gauche et se prolonge jusqu'immédiatement au-dessus de l'oreille de chaque côté et laisse à découvert la totalité de la région occipitale. Le fond de cette vaste plaie n'est nullement formé par les os du crâne. On y discerne partout les éléments anatomiques, facilement reconnaissables, de l'épicrâne, muscles frontaux, occipitaux et aponévrose épicrânienne ; mais il paraît évident qu'il ne s'y trouve plus ni vaisseaux, ni nerfs. Les pansements sont faits par des applications de compresses imbibées d'une solution de salicylate de soude à 2,50 0/0 ; les compresses sont recouvertes d'un ample fragment de taffetas gommé.

Peu de jours après, la totalité de l'aponévrose épicrânienne et de ses muscles se sphacèle et s'élimine. La suppuration est abondante pendant cette période et la blessée s'amaigrit quelque peu. Plus tard, la plaie bourgeonne régulièrement, non seulement, dans ses portions périphériques, mais aussi dans plusieurs portions de toute la surface du crâne mis à découvert.

Il est facile de reconnaître que ce sont les vaisseaux du déploé qui traversent en anse les pertuis de la table externe des os du crâne pour fournir les premiers îlots du tissu réparateur que forment les bourgeons charnus. Peu à peu, ces îlots se rapprochent et forment de véritables groupes confluents de façon à constituer des plaques réparties sans aucune symétrie à la surface du crâne.

Cependant *la rétraction du tissu cicatriciel exerce une action concentrique* qui relève progressivement les téguments de la nuque, ceux de la région temporale droite, ceux du côté droit du front, tellement que l'importance du délabrement paraît beaucoup moindre ; les oreilles elles-mêmes semblent entraînées en haut. Malheureusement, il n'en est pas de même de la région frontale gauche. Là, il n'est que trop facile de reconnaître quelle a été l'importance du traumatisme primitif. Tandis que la section est passée au-dessus du sourcil du côté droit, elle s'est faite, à gauche, non seulement au-dessous du sourcil, mais jusqu'au milieu de la paupière, et même au voisinage de l'angle externe de l'œil du même côté en descendant jusque vers le milieu, sinon le bord inférieur de l'os malaire. Et en effet, lorsqu'on se rend sur le lieu même de l'accident et qu'on interprète le mécanisme de celui-ci, on s'explique comment le traumatisme est beaucoup plus étendu sur le côté gauche de l'ouvrière, côté que celle-ci présentait directement à l'instrument vulnérant. La conséquence de la rétraction cicatricielle à ce niveau dépasse le retroussement et l'étalement des téguments tels qu'on les observe dans le reste du pourtour de la

tête. Le résultat est un *ectropion* plus particulièrement accen-
tué vers l'angle externe ; mais c'est l'angle interne qui est le
plus profondément troublé par l'épiphora que détermine une
bride verticale qui agit directement pour retrousser le point
lacrymal supérieur.

M. le docteur Sockel pratique au commencement de septembre
un débridement pour obvier à cet ectropion compliqué d'épiphora. Peu de semaines plus tard, le bourgeonnement devient
exubérant.

Le 9 octobre, nous observons la blessée. L'état général est
devenu satisfaisant, l'appétit est bon et toutes les fonctions
s'accomplissent régulièrement. Le cuir chevelu n'existe plus du
tout sur le vertex, mais la rétraction cicatricielle entraîne de
bas en haut les portions périphériques dans une étendue qui
fait illusion sur l'importance du délabrement primitif. Les téguments de la nuque sont ceux qui sont entraînés le plus loin en
raison de l'étendue mobilisable de ces téguments. La ligne des
cheveux est à ce niveau ascendante depuis la fosse temporale
jusqu'à la ligne médiane. Sur la portion latérale gauche, la
même action étale sur une surface exagérée des cheveux qui
semblent bien clairsemés, malgré leur couleur noire ; dans la
région temporale gauche, il n'en reste point trace. D'un côté
comme de l'autre, le pavillon de l'oreille n'est que peu ou point
entraîné. L'entraînement de bas en haut est particulièrement
important pour toute la paupière supérieure du côté gauche et
pour la région temporale correspondante ; il en résulte une
asymétrie de la face dont on juge très facilement. L'angle
externe est relevé d'une façon qui rappelle le type mongolique.
Dans tout le pourtour de la plaie, on reconnaît le tissu cicatriciel blanc, relativement mince et qui s'exfolie périodiquement
par larges plaques papyracées translucides. C'est dans les
portions latérales et supérieures que ce tissu est le plus souple,
le plus épais ; là aussi, il se continue sans différenciation
tranchée avec la périphérie des plaques de bourgeons char-

nus. Ces bourgeons d'ailleurs ne recouvrent pas toute la surface du vertex.

Des portions dénudées des os du crâne, il ne reste plus qu'un certain nombre d'ilots absolument à découvert comme seraient des os qui doivent se nécroser. Deux de ces plaques sont particulièrement importantes : l'une est antérieure, presque médiane, vers le niveau de la suture sagittale ; ses bords sont festonnés, les bourgeons charnus du pourtour forment une saillie qui semble empiéter sur la plaque osseuse laissant entre eux la dépression lisse, dure, insensible de l'os lui-même. La seconde plaque forme une sorte de languette vers la portion postérieure du pariétal gauche entre la limite des bourgeons charnus correspondants et le bord du tissu cicatriciel avoisinant.

Pendant l'exploration de cette plaie, on est entravé par l'état des bourgeons charnus qui saignent très facilement. La jeune fille abrite son vertex sous un pansement qui n'a rien d'encombrant, dont l'humidité est conservée par du tissu imperméable. Dans ces conditions elle se livre sans peine aux occupations qui lui permettent de rendre de petits services dans l'établissement hospitalier.

OBSERVATION XXIV

(Wyart, *thèse*, Lyon, 1898.)

A. B..., jeune femme, ouvrière dans une verrerie à Rive-de-Gier, travaillait le 25 octobre 1898 devant une platine, lorsque sa chevelure fut saisie par le bec du graisseur d'un arbre de couche en rotation qui actionnait la platine. Pour ne pas suivre le mouvement de l'arbre, l'ouvrière s'arc-bouta à l'aide des poignets sur les bords de la caisse au-dessus de laquelle tournait la platine. Elle ne s'aperçut que sa chevelure avait été enlevée et arrachée que lorsque le mécanicien eut arrêté la machine. La *douleur* à ce moment était *peu vive*. *L'hémorragie* consécutive a été *assez abondante*. Le médecin de l'établisse-

ment, appelé, fit un pansement à la gaze iodoformée, après
avoir minutieusement lavé la blessure. et recouvrit la gaze
d'une épaisse couche de coton stérilisé. La malade nous dit
avoir fort bien supporté ce premier pansement. Elle n'accuse
pas de douleur après l'accident, mais une sensation de cuisson
assez vive et de lourdeur ayant pour siège la tête qui était,
nous dit-elle, comme une masse. Infiltration des paupières par
le sang jusqu'à occlusion des yeux.

On la décide à se rendre à l'Hôtel-Dieu de Lyon où nous
avons pu l'observer dans le service de M. le professeur Poncet. Le voyage en chemin de fer de Rive-de-Gier à Lyon
ne lui a causé aucune souffrance ; seuls les cahots de la voiture
qui l'a amenée de l'hôpital à la gare ont éveillé quelques douleurs. A son arrivée à l'Hôtel-Dieu, on refait le pansement.
Dans la nuit, hémorrhagie qui nécessite l'application d'un nouveau pansement.

L'examen de la plaie donne les renseignements suivants :
l'arrachement a eu lieu suivant une ligne qui est, en avant,
dans la région frontale, oblique de droite à gauche et de haut
en bas ; elle passe à environ 3 cm. de la racine du nez et vient
entamer la queue du sourcil gauche. De là, elle se dirige vers
l'oreille gauche au-dessus de laquelle elle passe pour redescen-
dre en arrière d'elle et en déterminer le décollement : l'oreille
détachée pend sur la joue. Elle gagne ensuite la base de l'occiput et se poursuit à la jonction de l'occiput et du cou pour
remonter au-dessus de l'oreille droite et atteindre la région
frontale. Cette plaie mesure d'avant en arrière 37 cm. et environ 26 cm. d'une oreille à l'autre. La malade présente en outre
des ecchymoses des paupières et des régions sous-orbitaires.
Elle a le facies anémié ; il semblerait, à la voir, qu'elle a eu une
grande hémorragie. Elle a conservé l'intégrité de ses fonctions
intellectuelles ; elle a bon appétit ; sa température, le 26 octobre, est normale. Pansement à la gaze iodoformée et envelop-
pement épais au coton.

Le 4 novembre, on panse la malade : on constate une suppuration abondante ; la température qui était à 39° le matin tombe le soir à 37°8.

Le 12, suppuration abondante encore ; les bords de la plaie bourgeonnent et quelques petites granulations celluleuses apparaissent çà et là dans la surface de la plaie. Temp. : 39°1 et 38°.

Le 19, pansement. Pus assez abondant ; bourgeons plus nombreux. Temp. : 39°1 et 37°8.

Le 24, on constate que la suppuration diminue très notablement et que les bourgeons sont plus nombreux, et recouvrent une grande partie de la plaie.

Le 30 novembre, la plaie est transformée en une vaste surface granulante ; peu de pus ; les bourgeons sont fermes et ont bon aspect. Cependant, on attendra que l'état général soit assez bon pour commencer le traitement à l'aide de greffes.

OBSERVATION XXV

(Gross. *Pathologie et clinique chirurgicale.* Tome I).

Il s'agit d'une femme d'une soixantaine d'années, qui tomba du haut d'un escalier du premier étage. Une grosse touffe de cheveux et la moitié environ de l'étendue des téguments crâniens sont restés accrochés à la serrure d'une porte du rez-de-chaussée pendant que la malheureuse victime a été projetée, par la violence de la chute, à une distance de deux mètres dans la rue. Il en est résulté une vaste plaie par arrachement dont la cicatrisation n'eut lieu que très lentement : elle s'opéra par bourgeonnement et dura cinq mois.

Il convient de noter en passant le mécanisme singulier qui a déterminé l'arrachement dans ce cas ; nous n'en connaissons pas d'analogue dans la littérature médicale.

Observation XXVI

(Franchomme, *Thèse* Buneau, Paris, 1900).

La jeune Pauline D..., ouvrière de filature, se coiffait, le 20 octobre 1898, près de son métier quand elle sentit ses cheveux s'enrouler sur un arbre de transmission. Elle jeta un cri et aussitôt la machine fut arrêtée. Déjà, elle avait été jetée à terre. Quand on la releva, on constata un large décollement au niveau du pariétal gauche. Le lambeau décollé avait environ les dimensions d'une main de femme ; sa base était très large, mais à ce niveau une déchirure profonde de la peau parallèle à cette base ne laissait que deux petits *pédicules latéraux*.

La blessée fut amenée aussitôt à l'hôpital de la Charité où, après rasage et nettoyage, les plaies furent soigneusement suturées et drainées.

Dix jours après, *la guérison* était complète et tout pansement supprimé.

Observation XXVII

(Franchomme et Fouchard, *Thèse* Buneau, Paris, 1900).

Le 18 janvier 1899, à 5 heures 1/2 du soir, peu de temps avant la sortie de l'usine, Honorine B..., fileuse, âgée de 19 ans, rangeait sa chevelure tout en surveillant son métier. Elle se penchait en avant quand ses cheveux frôlèrent légèrement les rouleaux de la machine autour desquels ils furent aussitôt enroulés par le mouvement de rotation rapide. Après avoir éprouvé une violente sensation de choc, la jeune fille rejeta brusquement en arrière sa tête et son corps. Elle évita d'être entraînée tout entière, mais une grande partie de ses cheveux et le cuir chevelu leur servant de surface d'implantation se trouvèrent arrachés et complètement séparés du crâne. *La douleur ne fut pas très vive, l'hémorrhagie ne fut point abondante,* puisque l'ouvrière ne se rendit point compte tout d'abord de l'importance de l'accident dont elle avait été victime. Elle prit elle-même sa calotte de cuir chevelu, l'enveloppa et se rendit dans une pharmacie voisine pour y chercher des soins. Au bout d'un quart d'heure environ, des médecins arrivèrent. Les cheveux furent coupés, la calotte scalpée soigneusement lavée à l'eau tiède mélangée de sublimé, et *le tout remis en place,* puis fixé par des sutures au crin de Florence et recouvert d'un pansement iodoformé.

La blessée retourne alors à son domicile où elle passe une bonne nuit, sans maux de tête et sans insomnie. Ce n'est qu'à son réveil qu'elle s'aperçoit du gonflement considérable et de la teinte jaune rougeâtre ecchymotique qui recouvre ses paupières.

19 janvier. — A 9 heures du matin, Honorine B... entre à l'hôpital de la Charité, service de M. le professeur Duret, salle Saint-Augustin, lit n° 6.

Le pansement est enlevé, et l'on constate en suivant les points de suture comme repères que le lambeau détaché affecte une forme à peu près régulière et circulaire. La ligne de déchirure passe, en avant, dans la région frontale, à 5 centimètres au-dessus de la racine du nez, se poursuit dans la région pariétale à 6 centimètres au-dessus de l'extrémité supérieure de l'oreille pour gagner la région occipitale supérieure. Le plus grand diamètre du lambeau est transversal et mesure 20 centimètres ; le diamètre antéro-postérieur atteint 18 centimètres. Anesthésie complète dans toute la surface détachée par le traumatisme.

Trois points de suture sont enlevés et, par les orifices ainsi obtenus, trois drains sont introduits qui laissent couler quelque sérosité. Pansement humide au sublimé faible.

21 janvier. — On observe de la crépitation gazeuse et un léger soulèvement du lambeau qui semble devoir se sphacéler, à en juger du moins par la teinte livide et exsangue de ses bords. Les drains donnent issue à de la sérosité louche. Le gonflement ecchymotique des paupières persiste. Pourtant la malade n'accuse aucune douleur.

23. — Par de légères pressions excentriques, on fait sourdre une certaine quantité de pus très fluide. Les bords du lambeau commencent à se sphacéler, l'épiderme se détache.

25. — Le pansement est fortement souillé par le pus qui, en s'écoulant, a entr'ouvert les lèvres de la déchirure, principalement sur les parties antérieure et postéro-latérale droite. On en exprime le plus possible et l'on renouvelle comme les jours précédents, le pansement humide.

27. — L'aspect général de la malade est mauvais ; la langue est saburrale, la bouche desséchée. La nuit a été agitée. La température qui, jusque-là, était restée normale s'élève, le matin, à 40° 3. Le crépitement gazeux est très prononcé. Le lambeau offre une coloration brun verdâtre surtout marquée dans la région antérieure où la peau est comme momifiée. Un sillon large de 5 à 6 millimètres s'est formé tout autour, par suite de la rétraction cutanée. On fait sauter les derniers points de suture et la calotte sphacélée se laisse facilement enlever, laissant à découvert les muscles épicrâniens et des bourgeons charnus abondants, sauf sur les côtés en trois points qui sont occupés par des taches noirâtres d'une largeur moyenne d'une pièce de un franc. Nettoyage de la plaie ; pansement à la pommade au salicylate de bismuth, saupoudrée de camphre. Le soir, T. : 40°.

28. — Le matin : T. : 40° 7. Spray phéniqué pendant vingt minutes. Pansement humide au sublimé. Le soir, T. : 40° 5.

29. — Le matin, T. : 38°5. Spray et pansement, comme la veille. Le soir, T. : 40°5.

30. — T. : 37°5, le matin. On constate que les taches noirâtres signalées plus haut correspondent à des points nécrosés des pariétaux. Cette nécrose doit très vraisemblablement être attribuée aux heurts du crâne sur la machine pendant le traumatisme, quoique la malade ne sache pas renseigner d'une manière précise à ce sujet. En avant et à gauche, au-dessus du rebord orbitaire, existe un décollement de la peau du front qui correspond à un foyer purulent. Spray phéniqué, pansement à l'*onguent styrax*. Le soir, T. : 39°2.

31. — La température reste au-dessous de 37º2, et, à partir de ce jour, elle ne présentera aucune ascension dans la suite. Les pansement à l'onguent styrax sont institués et renouvelés régulièrement de deux en deux jours. La suppuration diminue et l'état de la plaie, jusque-là presque atone, s'améliore avec une telle rapidité, que les bourgeons charnus ne tardent pas à en recouvrir toute la surface. Deux petits séquestres osseux, provenant des points nécrosés, s'éliminent spontanément.

10 février. — M. le docteur Franchomme pratique des greffes suivant la méthode de Thiersch. La malade étant endormie au chloroforme, on nettoie soigneusement la plaie et on la débarrasse de toute trace de pus ou de styrax par un lavage à l'eau boriquée tiède. On détache alors, au rasoir, de la partie antéro-externe de la cuisse gauche, préalablement lavée et aseptisée, 12 lambeaux épidermiques de 2 à 3 centimètres carrés de surface qui sont aussitôt transportés et étalés en divers points de la moitié droite de la plaie crânienne. Pansement à la solution salée physiologique.

Les jours suivants ce pansement est renouvelé. Une greffe seulement se détache et tombe, les autres prennent, mais au lieu de s'étendre, elles se rétractent insensiblement jusqu'à diminuer de moitié. Les pansements à la solution salée physiologique, sont alors abandonnés et remplacés, le 28 février, par des pansements à la pommade salicylée. Les greffes n'en continuent pas moins à se rétracter, si bien que, le 8 mars, elles n'apparaissent plus que sous l'aspect de minuscules plaques blanchâtres, de quelques millimètres de surface.

10 mars. — L'opération de Thiersch est de nouveau pratiquée et 25 lambeaux épidermiques sont répartis çà et là sur la surface de la plaie. Le pansement terminé, la malade est prise de fortes nausées et de vomissements dus au chloroforme ; sous ces efforts, une hémorrhagie se produit par rupture des vaisseaux de néo-formation. On constate, le surlendemain, qu'un gros caillot s'est formé à la partie postérieure et qu'un certain nombre de greffes occupant cette région sont soulevées et

déplacées. Au bout de quelques jours, ce caillot se résorbe et disparaît. Malgré cet incident, 16 greffes prennent, mais comme la première fois, elles se rétractent considérablement sur elles-mêmes.

- 30 mars. — La malade sort de l'hôpital. A ce moment, la plaie est très notablement diminuée d'étendue ; elle ne mesure plus que 14 cm. dans le sens antéro-postérieur, et 16 cm. dans le sens transversal ; ses bords présentent une bordure épidermique d'un demi-centimètre de largeur. Les greffes sont fortement recroquevillées et rétractées.

De deux en deux jours, la blessée revient à l'hôpital pour s'y faire panser. Le 5 avril, on décide de remplacer la pommade salicylée par l'ongent styrax. Dès ce moment, la rétraction s'arrête et les greffes s'étendent progressivement en surface ; plusieurs d'entre elles viennent à se rejoindre et forment ainsi des îlots assez étendus dont le principal se trouve vers le centre de la plaie. Les bords s'épidermisent de leur côté et ne tardent pas à venir se confondre avec les greffes voisines. Bref, ce travail de réparation, se poursuit si rapidement que, le 23 avril, la plaie ne mesure plus que 12 cm 1/2 dans le sens antéro-posté-rieur et 11 cm. dans le sens transversal.

La jeune fille vit son état s'améliorer de manière continue et, dans les premiers jours de juin, la plaie était complètement cica-trisée. La durée du traitement a été d'un peu plus de 4 mois.

Quelques mois après, nous eûmes l'occasion de la revoir, à l'occasion d'une petite plaie survenue dans la cicatrice, du fait des aspérités d'une perruque assez grossière.

Actuellement (15 octobre 1900) l'état local est parfait, mais la jeune fille se plaint de maux de tête assez fréquents.

Nous pourrions multiplier les faits, mais nous aimons mieux réserver pour d'autres chapitres les observations que nous avons encore rassemblées et qui offrent quelques particularités. Il suffit d'ailleurs de lire les relations des auteurs que nous citerons aux chapitres IV et V pour constater l'identité dans tous les cas, du mécanisme de production de ces arrachements du cuir chevelu.

Comment arrivent donc ces accidents ? Toujours de la même manière (34 fois sur 35). Par insouciance ou par étourderie, les ouvrières (car ce sont toujours des jeunes filles ou des femmes qui en sont les malheureuses victimes à cause de leurs longues chevelures) s'approchent trop près des machines en mouvement. Les plus jeunes, que l'irréflexion naturelle de leur âge porte à s'amuser toujours, présentent leur chevelure aux peignes d'un métier (obs. XIV), le jeu est original. Les grandes, que la coquetterie tourmente et préoccupe, ne veulent pas perdre de temps pour réparer le désordre de leur toilette : avant le départ, sans attendre l'arrêt des machines qui, pourtant, se trouve fixé le plus souvent par les règlements intérieurs, un quart d'heure ou une demi-heure avant le moment de la sortie de l'usine, elles enlèvent leurs résilles en cachette, dénouent leurs cheveux, les rabattent en avant pour les débarrasser au peigne des poussières et des débris qui voltigent dans l'atmosphère de l'atelier, les lissent, puis, d'un mouvement brusque et saccadé de la tête, les rejettent en arrière pour les tordre en chignon (obs. XIX, XXIII, XXVI, XVII, XLIII, XLVI), le geste est beau, la glace placée furtivement sur le métier en témoigne. — Les plus âgées, qui ne songent plus ni aux jeux, ni à la coquetterie, s'agitent autour des machines et vaquent à leurs occupations ordinaires : un désir d'aller au plus court pour se porter à un autre endroit, pour rendre

service à une voisine, les fait passer sous des axes ou
des courroies de transmission ; un faux pas les rapproche
trop près de volants, de roues et d'engrenages, etc., etc. ;
elles ne songent pas au danger à force de vivre en sa
compagnie, et, au moment même où elles s'y attendent le
moins, sans avoir le temps de pencher la tête ou de se
retirer, leurs cheveux sont entraînés et enroulés par la
force irrésistible des puissantes machines en mouvement.

Tantôt, les cheveux cèdent et s'arrachent de leur
surface d'implantation (obs. III), le cas est exception-
nellement rare ; tantôt, l'ouvrière se trouve attachée
par sa chevelure enroulée, soulevée brusquement du sol,
entraînée dans la rotation de l'arbre de transmission dont
elle fait le tour avant qu'on ait pu interrompre le mouvement (obs. V, XLIII) ; tantôt, et c'est le cas le plus
fréquent, elle se jette en arrière, instinctivement, dans
un violent mouvement saccadé de la tête, en s'arc-boutant
aux objets qui l'entourent, et le cuir chevelu seul, fixé
à la machine, est entraîné avec elle, dans son mouvement ; tantôt enfin, les diverses phases du traumatisme
se succèdent avec une telle rapidité que l'ouvrière ne se
doute même pas, au premier abord, de ce qui s'est passé
(obs. IX) : elle a bien ressenti sur le crâne un choc violent, de très courte durée, mais ce n'est qu'en portant la
main à la tête ou en voyant son cuir chevelu détaché
qu'elle comprend l'accident dont elle a été victime.

La DOULEUR PRIMITIVE, en effet, n'est pas intense,
comme on est tout naturellement porté à le croire devant
semblable mutilation. M. le professeur Guermonprez l'en-
seigne d'après les nombreux exemples de sa pratique, et

Parizot a consigné le fait dans sa thèse. Cette absence
de douleur, cette étrange analgésie qui contraste si singulièrement avec la gravité du traumatisme, est d'ailleurs, pour ces auteurs, constante dans le cas d'arrachements de membres : « elle dépend de l'extrême rapidité
avec laquelle la section nerveuse est produite ; le blessé
éprouve subitement une sensation vague qu'il n'a pas le
temps d'analyser tellement la rupture est instantanée,
puis il ne ressent rien : on ne peut pas mettre cette insensibilité sur le compte du choc, puisque la plupart du temps,
ce choc est absent ». Le fait semble donc, au premier
abord, paradoxal (1) ; il n'en est que plus curieux à noter.

L'HÉMORRAGIE PRIMITIVE ne semble pas être non plus
fort abondante en pareils cas ; elle est bien souvent légère et même, pour ainsi dire nulle. Nous aurions voulu
émettre une opinion ferme sur ce point spécial, et nous
regrettons vivement que la plupart des observations
passent ce symptôme sous silence. Il convient toutefois
de remarquer que, si elles restent muettes sur l'hémorragie elle-même, elles ne parlent pas davantage ou de
ligatures ou de compression, ce qui nous permet de sup-
poser que les auteurs n'ont pas eu besoin de recourir à
ces moyens. Parizot (obs. XLIII), Durand et Wyart
(obs. XL) ont pourtant très explicitement noté cette ab-

(1) Les travaux de M. CHIPAULT sur l'*élongation des troncs
nerveux*, les communications de M. BALLET, les recherches de
M. MARINESCO *sur les lésions des centres nerveux consécutifs
à l'arrachement des nerfs* (*Courrier médical*, 1898) nous permettent cependant d'expliquer ce phénomène ; nous les signalons sans nous y arrêter davantage.

sence d'écoulement sanguin ; nous-même l'avons constàtée de la manière la plus nette (obs. XXVII et XLIII) (1). Deux fois cependant (obs. IX et XLIV), il fallut lier l'artère temporale.

Malgré cette double absence de douleur et d'hémorragie primitives, la blessée tombe rapidement dans un état général de stupeur le plus souvent profonde, et le choc éprouvé avoisine alors le collapsus vrai. L'hébétude devient plus ou moins prononcée, les paroles sortent lentes et alanguies, le visage pâlit, les lèvres se décolorent, le pouls se précipite et la soif apparaît.

Parfois aussi, et la chose se conçoit facilement, tous ces phénomènes s'accentuent ou se compliquent de symp-

(1) « L'adhérence des parois artérielles à la couche sous-cutanée (des téguments crâniens) empêche que les artères puissont se rétracter en aucun sens ; aussi restent-elles béantes à la coupe. » (TILLAUX, *Traité d'anatomie topographique*, 1897, p. 9). La rétraction des artères et la diminution immédiate de leur calibre sont les phénomènes constants qui amènent l'hémostase spontanée. Comment peut-il arriver que, dans les plaies par arrachement du cuir chevelu, l'hémorragie ne se produise pas toujours ? Nous croyons que tout dépend de la modalité pathogénique de l'accident : Une traction instantanée détermine une section nette des vaisseaux et il y a, dans ce cas, écoulement sanguin abondant; une traction non instantanée, quoique de très courte durée (c'est ce qui se présente le plus souvent) détermine une sorte de torsion ou un allongement des parois vasculaires qui, douées d'une inégale résistance, se rompent isolément; « les tuniques moyenne et interne, peu élastiques, se recroquevillent dans la lumière du vaisseau qu'elles oblitèrent, tandis que la tunique externe s'effile comme un tube à la lampe et ferme ainsi l'artère. » (RECLUS, *Manuel de pathologie externe*, t. I, 1898, p. 338.)

tômes de commotion cérébrale surtout lorsque le traumatisme a été violent et que, pendant l'accident, des
pièces métalliques ont heurté, contusionné ou même
enfoncé les parois osseuses crâniennes.

Ou bien encore, la blessée garde pleine conscience de
ce qui se passe autour d'elle ; elle conserve sa complète
connaissance et témoigne d'un calme ou d'une sorte
d'indifférence qui contrastent singulièrement avec l'affo-
lement de son entourage ; nous en avons des exemples
curieux et vraiment surprenants.

L'exploration de ces blessures, débarrassées des cheveux qui s'étaient agglutinés à leur surface et des corps
étrangers qui les souillaient, montre qu'elles se présentent sous des aspects divers, selon la quantité des
cheveux qui, par leur enroulement, ont servi de lien de
traction; suivant aussi la durée, l'intensité ou la direction
de cette même traction.

Ainsi, lorsqu'une partie seulement de la chevelure s'est
laissée entraîner, le lambeau arraché peut être de faible
étendue et occuper des sièges variables sur l'étendue du
vertex ; nous l'avons vu, en effet (obs. XVII), occuper
seulement le sommet du vertex, laissant tout autour de
lui une couronne de cheveux et de téguments absolument
indemnes. Lorsque la totalité des cheveux, au contraire,
se trouve engagée, les dommages sont beaucoup plus
considérables ; dans cette circonstance, qui est la plus
fréquente, d'ailleurs, la déchirure se produit presque
toujours suivant un même trajet : elle part, en avant,
des sourcils, au point où la solidité épicrânienne fait
place à la minceur palpébrale, où le bord tranchant de

l'arcade osseuse sectionne par sa pression la peau tendue ou fortement appuyée sur elle, pour se continuer latéralement, à travers la joue, le long de l'arcade zygomatique, contourner les oreilles en respectant ou en lésant leur pavillon, et se terminer plus ou moins bas dans la région de la nuque.

Tantôt la déchirure est complète et isole un grand lambeau totalement séparé du reste des téguments : on le présente souvent au chirurgien dans une serviette, dans un papier,... etc., pour qu'il le réapplique à sa place première, quand les engrenages ne l'ont pas dilacéré ou broyé. Tantôt la déchirure est incomplète et ses deux extrémités non réunies, quoique topographiquement voisines, limitent une sorte de pont, un pédicule cutané qui maintient la partie scalpée en rapport avec les téguments sains : la calotte hémisphérique ainsi formée retombe alors sur la nuque comme un capuchon (obs. XLIII).

Ces considérations ont une grande importance au point de vue pratique : elles nous permettent eu effet de distinguer, parmi les scalps, deux variétés cliniques :

1° L'ARRACHEMENT INCOMPLET ;
2° L'ARRACHEMENT COMPLET ;

essentiellement différents l'un de l'autre au point de vue du pronostic et du traitement.

Ajoutons, pour terminer cette description symptomatologique, que les surfaces cruentées laissent voir une différenciation tellement nette des divers éléments anatomiques qu'il est presque toujours facile de les reconnaître sans hésitation ; les bords de la section sont remarquablement réguliers ; souvent, le périoste a été lui-même arraché et laisse à découvert les os crâniens plus ou moins intacts, contusionnés mais rarement traumatisés au point que des esquilles de la table externe viennent à se détacher (obs. XXVII).

Enfin, la destruction de la peau du front et des sourcils donne à la blessée un air spécial d'hébétude, d'indifférence ou d'étonnement qui résulte naturellement de la disparition des plis du front et des mouvements des sourcils dont le rôle est si grand dans la mimique et le jeu de la physionomie.

Il nous a paru intéressant de reproduire expérimentalement ces arrachements du cuir chevelu, sur des cadavres de l'amphithéâtre. Nous ne pouvons insister sur les détails de nos recherches, mais les conclusions que nous en avons retirées sont des plus curieuses :

1re SÉRIE. — Traction très violente et très brusque opérée sur le cuir chevelu par l'intermédiaire des cheveux tressés en corde, suivant une direction prolongeant l'axe médian du corps. *3 tentatives* ont produit *3 arrachements* de la presque totalité des cheveux, mais *des cheveux seuls*, les téguments restant indemnes ; la quatrième traction moins forte et moins considérable n'a produit aucun résultat.

2e SÉRIE. — Traction opérée dans les mêmes conditions, mais effectuée obliquement d'arrière en avant. *3 tentatives* sont restées vaines : les téguments ayant résisté, il ne s'est produit que des *arrachements limités des cheveux seuls,* à la périphérie de leur zone d'implantation.

3ᵉ Sᴇʀɪᴇ. — Traction opérée d'avant en arrière. *5 expériences* ont produit *5 scalps* (2 complets, 3 incomplets) par déchirure des téguments au niveau du bord osseux saillant de l'arcade sourcilière qui a certainement joué dans ces cas le rôle d'instrument tranchant.

Les résultats si précis de ces recherches nous dispensent, croyons-nous, de commentaires à leur sujet et nous expliquent clairement les faits cliniques dont nous rapportons des exemples : *les arrachements du cuir chevelu se produisent par une traction brutale qui s'exerce obliquement d'avant en arrière ;* dans ces conditions, les téguments se trouvent sectionnés par les arcades sourcilières osseuses tranchantes et la déchirure se poursuit vers la nuque. Ce mode de traction se trouve presque constamment réalisé dans les accidents lorsque l'ouvrière saisie par les cheveux veut se dérober en se baissant ou s'enfuir en s'éloignant de la machine.

Il faut évidemment tenir compte encore de l'épaisseur de la peau qui est moins grande à la limite des sourcils et des paupières qu'en tout autre point de la tête, condition qui favorise la déchirure en ce lieu d'élection.

Dans les cas où la section ne se produit pas à ce niveau (obs. XXVII), ce mécanisme ne peut être invoqué et la pathogénie reste obscure.

CHAPITRE III

Diagnostic

Le diagnostic des arrachements du cuir chevelu, pour
être rigoureusement précis, doit être édifié sur deux or-
dres de faits distincts : 1° *l'examen des parties lésées* ;
2° *l'enquête sur le mécanisme de l'accident.*

La séméiologie des plaies produites par les machines
industrielles (plaies par peignes des filatures de lin ou de
coton, dites « plaies par ratissage. » — Guermonprez ;
plaies par scies à vapeur. A. Layet ; coups de machines
à raboter, écrasements), est toute différente de celle du
scalp complet ou incomplet qui nous occupe. Nous n'avons
point à la rappeler ici dans ses détails. Il nous suffit de
mentionner qu'il s'agit là de destructions limitées ou
étendues du cuir chevelu qui, labouré par les dents
« finisseuses » des peignes, par le métier « briseur », ou
par les lames de la « raboteuse », se trouve irrégulièrement dilacéré, haché, déchiqueté au hasard, divisé en
lanières, broyé en un magma confus, sans qu'il soit possible, dans l'immense majorité des cas, du moins, de le
reconstituer même grossièrement dans son ensemble.

Tout différent est le scalp où nous observons une section nette, isolant un seul et grand lambeau, dont les limites sont presque toujours topographiquement les mêmes, partant du rebord saillant de l'arcade sourcilière pour se terminer à la nuque, en contournant les tempes et les oreilles.

Pour cette raison, nous voulons faire de ces deux sortes de blessures deux classes de traumatismes absolument distinctes et nous nous séparons de Gerok qui fait rentrer parmi les « *Skalpierungen* » l'observation suivante :

OBSERVATION XXVIII (résumée)

(Wachenfeld, in *Handbuch der praktischen chirurgie von Bruns*, 1854. Bd. I, p. 51.)

L'auteur rapporte au congrès des naturalistes, tenu à Gotha en 1851, l'histoire d'une jeune fille qui fut saisie dans une usine par les griffes d'une machine de telle sorte que son cuir chevelu, son oreille et son sourcil gauche, se trouvèrent arrachés et détruits. La cicatrisation cependant s'effectua régulièrement sans autre accident que l'apparition intermittente de petites ulcérations qui nécessitèrent longtemps des pansements. Ces légers accidents finirent eux-mêmes par ne plus se reproduire et la guérison est devenue complète, durable.

Cette relation, il est vrai, est incomplète et ne nous éclaire pas assez sur la manière dont est survenu l'accident. Nous nous en tenons strictement aux termes employés par l'auteur qui parle de « griffes qui saisissent et détruisent » et non d' « enroulement qui arrache ». Ce dernier fait, si spécial dans sa brutalité, ne lui aurait pas échappé bien certainement s'il se fût trouvé en présence d'un scalp vrai.

Plus difficile et plus minutieuse est la différenciation des arrachements du cuir chevelu et des plaies des téguments crâniens par glissement. C'est ici qu'il faut faire intervenir non plus seulement l'examen de la plaie, mais encore et surtout la pathogénie même du traumatisme, le mécanisme de l'accident.

Or « la production d'une plaie par arrachement nécessite une solide fixation, une force agissant brusquement et avec violence, d'où résulte une déchirure des téguments sans broiement, sans contusion, sans glissement » (Parizot). Quant aux plaies à lambeaux, elles sont produites par l'action oblique du corps vulnérant qui, après avoir rompu les téguments, prend un point d'appui sur eux et les refoule au-devant de lui, en glissant sur la sur face arrondie des os du crâne » (Legouest et Servier). Le scalp résulte essentiellement d'une traction brutale qui s'exerce soudainement sur les téguments crâniens par l'intermédiaire des cheveux enroulés formant corde. La plaie par glissement est le fait d'une contusion, d'une pression qui étire et distend les téguments au point de dépasser la limite extrême de leur mobilité normale et de leur élasticité physiologique, pour déterminer leur éclatement et leur déchirure.

Les modes suivant lesquels s'exerce cette pression sont fort variables et l'on s'imagine difficilement la grande diversité des mécanismes qui produisent les plaies par glissement, tant ils sont imprévus. Nous en avons réuni quelques exemples curieux que nous rapportons ici pour bien établir et mieux faire comprendre la différence qui sépare ces plaies spéciales des arrachements du cuir chevelu proprement dits.

OBSERVATION XXIX

(J.-L. Petit, *Œuvres complètes*,
Traité des maladies chirurgicales ; plaies de la tête, 1837, p. 337).

Un cocher tomba de dessus son siège ; la roue du carrosse lui passa sur le front : elle lui enleva ensemble la peau et une partie du péricrâne depuis le milieu du front presque jusqu'à la partie supérieure de l'occiput. La roue avait approché de si près que le périoste était, en plusieurs endroits, entièrement séparé des os ; la peau était repliée en-dessous, de manière que les cheveux piquaient ce qui restait du péricrâne et du périoste et causaient d'autant plus de douleurs qu'il n'y avait que trois ou quatre jours qu'ils avaient été coupés. Le malade avait perdu beaucoup de sang et il en perdait encore ; le visage et presque toute la tête avaient trempé dans la boue ; rien ne paraissait plus hideux. Après avoir lavé le tout avec de l'eau tiédie, je dépliai la peau et la replaçai le plus exactement qu'il me fut possible ; je la maintins en situation avec quatre bandelettes d'emplâtre d'André de la Croix ; je couvris la tête de compresses épaisses trempées dans l'eau et un peu d'eau-de-vie et j'assujettis le tout avec un bonnet, retenu par-dessous le menton au moyen d'une fronde ou mentonnière. Le malade fut saigné plusieurs fois en vingt-quatre heures ; il observa une diète sévère et, comme il ne souffrait aucune douleur, je ne relevai l'appareil qu'au commencement du troisième jour. Je trouvai la plaie exactement réunie et le reste de la tête en bon état. Je remis les mêmes compresses et le même bandage : je ne levai ce second appareil que trois jours après et je trouvai le malade parfaitement guéri en moins de six jours.

Observation XXX

(J.-L. Petit, *Œuvres complètes, loc. cit.*).

Une femme de trente ans, grosse de sept à huit mois, fut
blessée par un des côtés de la trappe d'une cave, qui, en se
fermant, lui tomba sur la partie moyenne du pariétal droit,
lui coupa les téguments jusqu'à l'os et les replia sur eux-mêmes
jusque sur l'oreille ; elle avait ses cheveux qui furent coupés et
rasés. Je replaçai le lambeau et le retins en place avec trois bandelettes d'emplâtre d'André de la Croix et un bandange con-
venable. Les soins qu'on prit d'ailleurs furent les mêmes que
nous avons pris pour procurer la réunion de la plaie dans
l'observation précédente. Cependant le succès ne fut pas le
même ; il survint un gonflement considérable et très douloureux
qui se termina par une suppuration très abondante. Je ne fus
cependant pas obligé d'ouvrir l'endroit suppuré, parce que le
pus s'écoula par-dessous le lambeau. Lorsque la douleur fut
cessée, je rapprochai ce lambeau le plus près qu'il me fut possible et je le maintins en place par les emplâtres, les compresses
et le bandage unissant. La malade fut en peu de jours parfaitement guérie.

Observation XXXI

(J.-L. Petit, *Œuvres complètes, loc. cit.*)

Une planche glissa de dessus un échafaud, tomba de huit
pieds de haut sur la tête d'un maçon et le frappa à l'endroit de
la suture lambdoïde, où aboutit la sagittale ; les téguments
furent coupés jusqu'à l'os et repoussés jusqu'aux attaches des
muscles splénius, ce qui formait un lambeau de quatre travers
de doigt de long et de cinq de large, replié sur lui-même. Les
cheveux rasés, on rapprocha le lambeau ; on le retint en place

par le moyen du bandage ; la réunion parut faite le deuxième jour. Mais le troisième, le malade sentit des douleurs à la base du lambeau ; il survint tension douloureuse, inflammation accompagnée de fièvre que les saignées ne purent calmer ; enfin il se fit suppuration. C'est alors que je fus appelé. Je fis une incision longitudinale depuis le milieu du lambeau jusqu'à la nuque, où il y avait un gonflement considérable ; il en sortit beaucoup de sanie qui aurait causé un abcès considérable et très dangereux.

Nous trouvons encore dans le mémoire de Gerok « Ueber Skalpierung », le cas suivant, qu'il range parmi les arrachements du cuir chevelu. Il s'agit pourtant très nettement d'une plaie par glissement.

OBSERVATION XXXII

(Brach, Med. Zeitung des Vereins für Heilkunde in Preussen.
Berlin, 1837, n° 8, p. 35.)

Un apprenti couvreur, âgé de 12 ans, tombe d'un toit et tombe de telle manière que sa tête frappe tout d'abord la couverture et glisse la première sur la pente des ardoises en les frottant, puis il se trouve projeté du bas de la charpente sur le sol. En lui portant secours, on constate que toute la peau de la tête se trouve arrachée depuis le milieu du front jusqu'au-dessous de la protubérance occipitale externe, mais qu'elle tient encore au reste des téguments par un étroit pédicule. Perte de connaissance pendant un quart d'heure environ, pouls petit, fréquent, avec quelques irrégularités ; respiration calme ; quelques efforts de vomissement.

Après administration d'un purgatif, le médecin remet en place le lambeau arraché et le fixe par des sutures ; pansement compressif.

Huit jours après, la réunion s'était opérée, et trois semaines plus tard, la cicatrisation était complète. Il faut signaler cependant des troubles consécutifs de la mémoire et des vertiges passagers, qui se manifestèrent quelquefois dans le mois qui suivit. Cinq semaines cependant après l'accident, ces symptômes disparurent et l'ouvrier put reprendre son travail habituel.

OBSERVATION XXXIII

Souberbielle, *Annales de la chirurgie française et étrangère*, 1842, p. 320. Rapportée par de Lavacherie, in *Bulletin de l'Académie royale de médecine*, 1842.)

Un homme de 33 ans, voulant se suicider, se porta d'abord un coup de rasoir sur le devant du cou, puis se frappa violemment le sommet de la tête contre l'angle d'un mur. La plaie du cou n'eut aucune suite sérieuse, mais le cuir chevelu, détruit et broyé, tomba en lambeaux qui furent entraînés par la suppuration. Quand la détersion des surfaces fut opérée, on eut une plaie de 19 centimètres de long, 14 centimètres de large en arrière et 12 en avant. Survint ensuite l'exfoliation de la table externe des os ; des bourgeons ne tardèrent pas à s'établir et proliférèrent de telle façon qu'au bout de six mois cette vaste dénudation se trouva complètement cicatrisée.

OBSERVATION XXXIV (Résumée.)

(Ribière, *Thèse*, Paris, 1888).

L..., charretier, 35 ans, entré le 25 novembre, salle Velpeau, à l'hôpital Saint-Antoine, service de M. Delens. Il déclare être tombé du siège de son camion, probablement la tête la première. Ayant perdu connaissance, il ne peut donner de rensei-

gnements précis, mais il est vraisemblable que la tête a dû
porter sur l'angle d'un trottoir, car la plaie, nette, circonscrit
la région temporale comme une incision anatomique.

Toutes les couches, cutanée, celluleuse, aponévrotique ou
musculaire, qui recouvrent l'os temporal et la portion pariétale
du muscle temporal, ont été comme décollées et forment un
lambeau rétracté vers la région zygomatique. Le pavillon de
l'oreille a subi lui-même un mouvement de descente. Les os
pariétal et temporal sont à nu, dépourvus de péricrâne, et ne
présentent pas de trace de fracture. Les artères, quoique divi-
sées, ne donnent pas de sang. Gonflement de toutes les
régions voisines de la fosse temporale : occlusion des paupières. La plaie est souillée de sang et de boue qu'on enlève
par de larges lavages...

A quelques jours de là, le malade a une attaque épilep-
tiforme. Pansement de Lister renouvelé tous les trois jours...

Le 17 décembre, le malade est subitement pris de stupeur ;
il ne mange pas et répond à peine aux questions.

Le 18, même état. Le 19, mort à 7 heures du soir.

Autopsie : Zone de sphacèle des méninges correspondant à
la plaie extérieure ; méningite des deux lobes cérébraux ; abcès
du lobe sphénoïdal.

Observation XXXV (Résumée).

(Lenys (de Carvin), in *Thèse* Parizot, p. 152.)

Un mineur, roule des wagonnets dans le fond de la mine ; il
heurte une des pièces carrées de sapin qui soutiennent la voûte
de la galerie. Il travaillait dans l'obscurité et ne baissa pas la
tête au niveau d'une barre de wagonnet marquant la hauteur
maxima que doit avoir le chargement. Portant la main à la
tête, il s'aperçoit que son cuir chevelu est rabattu en arrière
sous forme de capuchon...

Pansement phéniqué provisoire ; puis, le lendemain, sutures au point passé, sans drainage, après minutieux nettoyage de la plaie. Suppression du pansement le neuvième jour, la cicatrisation étant obtenue.

Consécutivement, et pendant de longues années, douleurs fréquentes dans toute la tête, quelques troubles psychiques.

Observation XXXVI (Résumée.)

(Jousset (de Lille), in *Thèse* Parizot, p. 152).

Georges K..., âgé de 8 ans, se trouvait en face d'une balançoire quand on l'appela. Il se retourna vivement au moment même où la selle de bois en mouvement revenait vers lui. Cette selle prit la tête en biais et fit, au cuir chevelu, une large entaille allant jusqu'aux os. La plaie présente un aspect triangulaire occupant la partie antérieure du pariétal et une partie de la portion écailleuse du temporal droit. Hémorragie assez abondante arrêtée par la compression et un bandage sommaire.

Deux jours après l'accident, stupeur cérébrale, somnolence, hébétude. Pouls petit, fréquent. Temp. : 36°8.

Lavage de la plaie au sublimé à 1,5 °/oo. Sutures au crin de Florence. Pansement à la gaze iodoformée.

Le lendemain, l'enfant se plaint de la tête. Respiration un peu gênée. Pouls : 110. Temp. : 38°3.

Dès le surlendemain, la température redevenait normale. Les fils furent enlevés le onzième jour et la guérison fut complète.

Ces exemples, pris au hasard, suffisent amplement à montrer que les plaies par glissement se produisent dans les circonstances les plus diverses, sous l'action des agents traumatiques les plus variés, et que, par là même leur aspect particulier change suivant les cas. Nous sommes donc bien loin de cette uniformité de mécanisme qui déterminait cette lésion si spéciale du scalp, toujours semblable à elle-même, comme nous l'avons vu dans un précédent chapitre.

Un fait pourtant nous semble devoir être retenu : les plaies par glissement sont toujours des plaies à lambeau, ce qui les assimile dans la pratique, et particulièrement au point de vue thérapeutique, aux arrachements incomplets du cuir chevelu (obs. XXVI et XLIII). Ces scalps incomplets sont rares (2 sur 35 cas) et n'était leur pathogénie spéciale, leur rareté même suffirait à les différencier des plaies à lambeau, relativement communes et fréquentes.

CHAPITRE IV

Pronostic

Nous étudierons successivement, pour envisager dans son ensemble la question du pronostic des arrachements du cuir chevelu : 1° les complications des scalps ; 2° l'évolution de ces plaies, la durée de leur réparation et leurs suites plus ou moins lointaines.

Et nous éliminerons dès maintenant le groupe des arrachements incomplets dont la guérison survient toujours complètement et rapidement (obs. XXVI et XLIII) puisque la réapplication du cuir chevelu redonne à la tête les téguments normaux qui servent à sa protection naturelle et à la régulation thermique de l'encéphale.

Quant aux arrachements complets, la question se complique et s'aggrave singulièrement quand on songe à la gravité de la mutilation et aux multiples incidents qui peuvent marquer sa réparation.

Les *complications* des plaies par arrachement du cuir chevelu peuvent être réparties en trois groupes principaux suivant qu'elles sont : 1° *traumatiques*, 2° *septiques*, 3° *cicatricielles*, c'est-à-dire selon qu'elles tiennent au mécanisme de l'accident, à l'infection microbienne dont la plaie est la porte d'entrée, ou au processus même de la réparation.

Les complications traumatiques, rares, sont très certainement sous la dépendance des conditions dans lesquelles s'est produit l'accident. La traction simple des cheveux sur les téguments, quelque brutale, quelque violente qu'on puisse l'imaginer, produit la déchirure seule. Mais si, par exemple, la blessée se trouve emportée par la machine qui l'entraîne, projetée sur le sol ou heurtée contre des pièces métalliques voisines, elle présentera des lésions multiples. commotion cérébrale, enfoncement de la voûte, fracture de la base, contusions plus ou moins graves, dont les symptômes pourront retentir d'une façon le plus souvent très fâcheuse sur l'état général.

Au nombre des complications septiques, nous devons signaler le *tétanos* (? obs. V), possible lorsque la plaie a été souillée de poussières terreuses, mais surtout l'*érysipèle*. Nous l'avons déjà noté deux fois (obs. IV et XII) où il est disparu sans laisser de traces. Malheureusement, il n'en est pas toujours ainsi : l'infection streptococcique envahissante peut déterminer une *septicémie* à laquelle l'organisme anémié, épuisé, des malheureuses blessées ne peut résister et qui finit par les emporter dans un dénouement fatal. En voici un exemple :

Observation XXXVII

(Downs, *London medical Gazette*, vol. 23 ; p. 907 ; *Handbuch der praktischen Chirurgie* de Bruns, Bd. I., p. 51, 1854).

Une jeune fille de 17 ans passait près d'une machine en mouvement lorsque sa chevelure se trouva violemment saisie et son cuir chevelu complètement arraché depuis la base du nez et les paupières jusqu'à la nuque, y compris les deux oreilles. Le péricrâne se trouvait complètement dénudé.

Pansement humide qui calme les douleurs et fait tomber la fièvre ; puis apparition de granulations et de bourgeons qui prolifèrent et s'étendent peu à peu sur la surface de la plaie.

La cicatrisation suit ainsi un cours régulier pendant deux mois environ, malgré la suppuration que l'on ne peut tarir. Survient cependant un *érysipèle*, mais la jeune fille en guérit et peut reprendre son travail habituel, interrompu cependant quelquefois par des malaises généraux et un état fébrile intermittent.

Six mois plus tard apparaissent des *frissons* multipliés et une forte *fièvre*, en même temps que la cicatrisation se ralentit et s'arrête. La malade *meurt* au septième mois après l'accident.

Ou bien encore des symptômes cérébraux se manifestent sous l'influence de la propagation de proche en proche des microbes pathogènes ou de leurs toxines, et les malades succombent de *méningite* septique, plus ou moins rapide dans son évolution, presque toujours, et même toujours, fatalement mortelle.

Observation XXXVIII

(Jacquet. *Annales de la chirurgie française et étrangère*, 1842,
p. 318 ; *Bulletin de l'Académie royale de médecine*, rapport
de Velpeau, p. 867, 1842.)

Une fille, âgée de 25 ans, étant occupée, le 27 janvier 1840,
dans une fabrique de draps, eut les cheveux accrochés par le
cylindre tournant d'une machine puissante. Après s'être enroulés sur la machine qui tournait avec rapidité, les cheveux firen
bientôt de la tête un point d'appui résistant, au secours duquel
se portèrent instinctivement les deux mains de la pauvre fille
en forme d'arc-boutant. Bref, la puissance rotatoire du cylindre était si grande et les cheveux si solidement roulés en
corde, que le cuir chevelu fut complètement arraché en une
seule pièce, à la manière d'une calotte, qu'on aurait pu comparer à une vaste perruque. Il en résulta une plaie qui s'étendait
de la racine du nez et des orbites jusqu'à la nuque, puis d'une
oreille à l'autre. Une hémorragie abondante eut lieu ; mais la
jeune fille souffrait si peu qu'après avoir été dégagée de la
machine, elle voulut retourner à pied chez elle.

MM. Jacquet et Boucher (de Vervins), appelés les premiers,
remarquèrent que le péricrâne n'avait pas été détaché des os.
On s'en tint à un pansement simple et à une légère compression pour prévenir l'hémorragie, les premiers jours. Ce ne
fut que le quatrième jour, après avoir appelé en consultation
M. Chappuis, que les premiers médecins agitèrent la question de savoir s'il n'était pas utile d'invoquer les ressources de
l'anaplastie dans un cas pareil ; mais des douleurs assez
vives, l'abondance de la suppuration éloignèrent bientôt cette
idée. Pendant trois mois, il ne survint rien d'extraordinaire
dans l'état de la blessée ; pourtant le péricrâne disparut par
degrés sous l'influence de la suppuration, et la table externe
des os finit par s'exfolier avant le cinquième mois.

Une affection gastro-intestinale sérieuse se montra vers la même époque, mais n'empêcha point les bourgeons celluleux de se former peu à peu sur toute l'étendue de la plaie. Le sixième mois vit apparaître des symptômes alarmants de *congestion cérébrale* favorisée peut-être par des tentatives de rapprochement des bords de la plaie en arrière.

La malade, ennuyée de ne point guérir, congédia ses médecins et alla se confier aux soins d'un charlatan qui la traita infructueusement jusqu'en mai 1841, époque à laquelle elle *mourut*. On n'avait permis à aucun médecin de la voir, de l'approcher pendant les six derniers mois de sa vie ; il n'a point été permis non plus d'en faire l'autopsie après la mort.

Observation XXXIX

(Gussenbauer, *Centralblatt fur chirurgie*, n° 19, p. 305, 1884.)

Une jeune fille de seize ans a la chevelure saisie par un axe de machine en mouvement et la violente traction qui résulte de l'enroulement de ses cheveux lui arrache le cuir chevelu, la peau du front, les sourcils, une partie de la joue gauche et la moitié supérieure de l'oreille du même côté. Le péricrâne et une partie du périoste étaient enlevés, laissant à découvert la partie osseuse.

La cicatrisation ne s'effectua que très lentement par l'apparition de quelques bourgeons charnus, peu vigoureux, disséminés çà et là. La plaie finit par se couvrir de *fausses membranes* et d'ulcérations de mauvais aspect ; les forces de la blessée s'épuisèrent ; des symptômes de *méningite* apparurent à leur tour et la *mort* survint onze mois et vingt-trois jours après l'accident.

La mort peut donc être la conséquence des arrachements du cuir chevelu. Il faut reconnaître toutefois que cette terminaison fatale est fort rare : elle s'observait autrefois, avant l'ère de l'antisepsie, mais elle a disparu de nos jours avec le perfectionnement des méthodes chirurgicales de désinfection. Nous sommes loin du temps où Follin disait, à l'exemple de Bruns : « On a vu la peau du crâne complètement arrachée dans une étendue considérable, et la mort a été la terminaison *constante* de cet accident »; où Legouest et Servier écrivaient : « La mort a *toujours* été le résultat des accidents de scalp ». — Gerok, d'après une statistique, trouvait une *mortalité de 20 pour 100*. Ce chiffre, d'après la moyenne que nous pouvons établir, doit être notablement abaissé ; il se réduit, en effet, d'après nos calculs personnels, à *8,50 pour 100* et se modifiera certainement encore dans l'avenir, lorsqu'un nombre plus considérable de ces plaies auront bénéficié du traitement antiseptique.

Les complications cicatricielles sont extrêmement fréquentes ; nous dirions volontiers qu'elles sont inévitables, puisqu'elles tiennent à la nature même du tissu de réparation.

Ainsi, une *rétraction* plus ou moins prononcée s'exerce sur les tissus voisins restés sains pour les tirailler et les modifier dans leurs rapports anatomiques normaux. Parfois, cette rétraction aide puissamment à la guérison en ce sens qu'elle rapproche les divers points de la circonférence de la plaie, en faisant glisser les téguments sains sur la surface convexe du crâne, ce qui diminue notablement l'étendue de la perte de substance à réparer (obs. XXIII et XLVI). Mais à côté de cet avantage dont il importe de tenir le plus grand compte, la rétraction a ses inconvénients qui modifient profondément et déforment la physionomie des malheureuses blessées.

A ce point de vue, l'*ectropion* cicatriciel joue un rôle très important, puisqu'en tirant la paupière supérieure en haut, il découvre une partie de la sclérotique habituellement cachée, augmentant ainsi le facies de stupéfaction ou d'hébétude que nous avons déjà signalé chez les scalpées, sans parler des troubles fonctionnels auxquels il peut donner naissance.

Sur 35 cas, nous avons trouvé 7 fois cette complication mise spécialement en relief, les observations restant pour la plupart muettes sur ce point particulier ; beaucoup d'entre elles, fort abrégées, ne relatent que des faits très rapprochés de l'accident et ne portent pas sur ses suites éloignées. Aussi, bien que ne pouvant éablir de moyenne exacte pour préciser la fréquence de l'ectropion consécutif au scalp, nous le tenons et considérons comme presque constant et inévitable, surtout lorsque la déchirure passe au voisinage des paupières et intéresse les sourcils.

Cette complication devient parfois telle qu'elle nécessite une intervention thérapeutique propre dont la difficulté sera des plus grandes, la correction plastique des tissus cicatriciels étant presque irréalisable dans ces conditions. D'ailleurs, dans les cas où elle a été tentée pour des destructions palpébrales ses succès restent problématiques.

Observation XL

Durand et Wyart, *thèse* Wyart. Lyon, 189 .

G. S..., âgée de 19 ans, ouvrière dans un tissage, eut la chevelure saisie par une tige métallique en rotation. Le cuir chevelu fut presque totalement arraché. La perte de substance partait de la racine du nez, passait au-dessus des oreilles, les laissant intactes ; en arrière, elle s'arrêtait un peu au-dessus de la ligne courbe occipitale inférieure. La *douleur* au moment de l'accident ne fut *pas très abondante, l'hémorragie peu abondante.*

La malade entra à l'Hôtel-Dieu de Lyon dans le service de M. Pollosson, où on lui fit des pansements à la vaseline boriquée pendant une année entière (1894). La surface cruentée bourgeonna bien, mais il n'y eut pas de cicatrisation et la malade quitta l'hôpital.

En juillet 1896, elle revenait dans le service de M. Pollosson. Malgré les deux ans qui s'étaient écoulés depuis l'accident, la surface cruentée persistait sans modifications : il n'y avait aucune tendance à la cicatrisation ; toutefois, une forte rétraction s'était opérée en avant à la région frontale et avait amené la production d'un double ectropion des paupières supérieures. Pansements à la vaseline boriquée.

En août 1896, la cicatrisation, sous l'influence des pansements, commence à se faire par les bords de la plaie, surtout à la partie postérieure. On poursuit ce traitement pour amener le développement à la surface de la plaie de nombreux bourgeons celluleux.

Le 16 décembre 1896, l'état local le permettant, on place plusieurs greffes épidermiques.

Le 23 janvier 1897, nouvelles greffes épidermiques ayant pour but de recouvrir la voûte du crâne, de former des îlots cicatri-

ciels qui pourront, en se réunissant aux bords de la plaie, amener une restauration complète.

Le 27 juin, on fait encore des greffes épidermiques.

Le 26 avril 1898, la malade étant de nouveau dans le service,
M. le professeur agrégé Durand tente la restauration de la paupière droite. Il abaisse la paupière et greffe sur la perte de substance créée au-dessous quatre lambeaux cutanés pris au bras
gauche. Il suture les deux paupières.

Le 14 mai 1898, greffes épidermiques, M. Durand rabat un
lambeau sur le frontal gauche pour faire une paupière supérieure à l'œil du même côté. Puis, il prend des lambeaux épidermiques sur la face interne du bras droit pour réparer cette
dernière perte de substance.

La malade qui avait quitté l'hôpital après cette intervention,
rentre de nouveau en octobre 1898. A ce moment, nouvelles
greffes épidermiques ayant surtout pour but de créer des paupières supérieures. A l'heure actuelle, les paupières sont res-
taurées et le reste de la plaie est en voie de cicatrisation régulière.

Enfin, dans les cas où la réparation se fait normalement,
où les bourgeons charnus toujours prêts à saigner ont
enfin fait place à un tissu cicatriciel plus résistant,
nacré, sillonné d'artérioles et veinules, les malheureuses blessées ne sont pas encore à l'abri des complications. Sous l'influence des traumatismes les plus légers,
en effet, tels que les frottements de la tête sur l'oreiller
pendant le sommeil (obs XLII), les frottements d'une perruque faite pour dissimuler la mutilation, la cicatrice néo-
formée intimement adhérente aux os sous-jacents se
fendille et s'ulcère. De petites plaies apparaissent ainsi,
suppurant légèrement, de dimensions variables mais
présentant une tendance à l'agrandissement, cédant

d'ailleurs facilement au traitement pour reparaître en un autre point. Ces ulcérations sont l'écueil inévitable auquel on vient toujours se heurter et qui désespère les blessées.

Observation XLI

(Franchomme et Parizot, *thèse* Parizot, 1890, *thèse* Buneau, 1900.)

Le 2 novembre 1898, la petite Rachel N..., voulant rendre service à une des ouvrières d'une fabrique de rideaux, se précipita avec vivacité sous la table d'une machine à coudre. Là se trouve l'arbre de couche qui transmet la force motrice et qui passe à 30 cm. au-dessus du sol avec une vitesse de 480 tours à la minute. Voulant replacer la courroie sur la poulie, l'ouvrière approche inconsidérément la tête, avec une insouciance enfantine ; ses cheveux étaient laissés flottants, à la façon de beaucoup de petites filles de 12 à 13 ans (c'était son âge), sans tresse, ni résille. Ils furent saisis, enroulés autour de l'arbre de transmission, en traînant avec eux la totalité des téguments du crâne, y compris ceux du front, la partie supérieure du pavillon de l'oreille gauche et la moitié des téguments de la nuque.

Le docteur Jousset (de Lille), arrivé presque aussitôt après l'accident, trouva l'enfant dans le collapsus ; il s'empressa de demander les téguments qui manquaient. Ils avaient été recueillis dans un linge propre et conservés dans de l'eau tiède. Le chirurgien s'empressa d'enlever à grands coups de ciseaux les cheveux de toute la surface et plaça la calotte scalpée dans de l'eau chaude. Puis il procéda à la mise en place du lambeau dans sa situation régulière ; il assura l'écoulement régulier des liquides par l'interposition de deux mèches de gaze iodoformée, une en avant, l'autre en arrière. Puis il fixa le lambeau en le suturant au crin de Florence, non en surjet, mais par points séparés. Un pansement antiseptique fut placé

par-dessus et la blessée fut transportée en voiture à l'hôpital de
la Charité, service de M. le professeur Duret, salle Saint-Augustin, n° 19.

4 novembre. — Temp. : 39°5 le soir. Le pansement est simplement renouvelé.

5 novembre. — On constate une coloration verdâtre des
téguments du front, surtout dans la partie médiane. Sous
ces téguments, on perçoit de la crépitation, en même temps

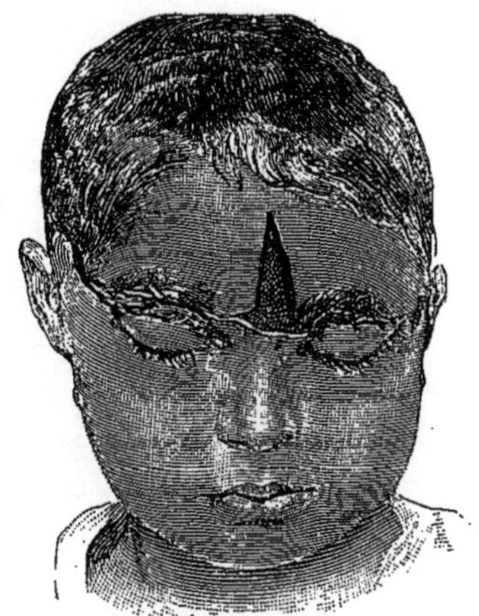

FIG. 1

D'après une photographie prise quatre jours après l'accident.
(Cliché Guermonprez.)

que de la fluctuation. Les points de suture de la face sont
enlevés aussitôt, et il est pratiqué une incision verticale sur le
milieu du front. Il s'écoule un liquide verdâtre et fétide.

6 novembre. — Du pus s'écoule entre les sutures. L'enfant
commence à entr'ouvrir un peu les paupières. Temp. : soir, 39".
Pouls : 132.

7. — Le sphacèle des téguments du front a augmenté ; ils
ont une coloration gris verdâtre ; le pus coule avec abondance,
surtout à la pression. Temp. : matin, 37°4 ; soir, 39°5.

8. — Le boursouflement œdémateux des paupières et de la face a disparu ; l'enfant peut ouvrir facilement les yeux. Les téguments du front sont devenus de couleur brun noir sur les bords de l'incision pratiquée le 5. On constate de la crépitation gazeuse en arrière, au niveau de l'occipital. Temp. : matin, 37º3 ; soir, 39º4.

Le 9 novembre, on enlève toute la portion sphacélée des téguments frontaux. La partie ainsi mise à nu correspond à peu

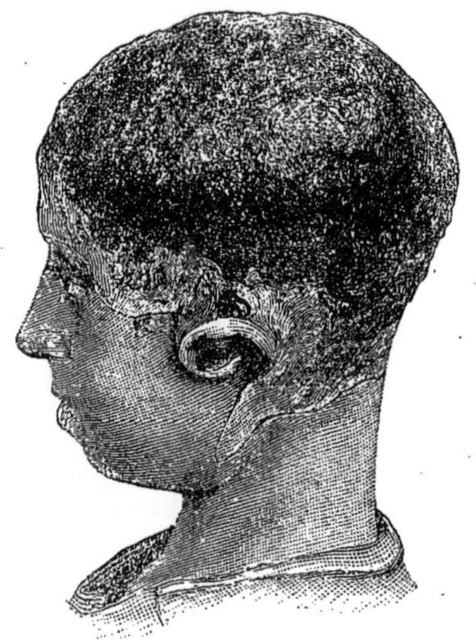

FIG. 2
D'après une photographie prise cinq mois après l'accident.

près à tout l'os frontal. On y voit des bourgeons charnus d'un rouge vif. Temp. : matin, 39º4 ; soir, 38º8.

Le 11, le pansement est abondamment souillé de pus. On enlève tous les points de suture qui restent à la partie postérieure. Pansement à la vaseline. Temp. : matin, 37º6 ; soir, 38º8.

Le 12, on trouve un pus abondant et fétide à la nuque. Le cuir chevelu se soulève au moindre contact et laisse échapper des portions sphacélées. Temp. : 37º6.

Pendant les jours suivants, le reste du lambeau s'est totalement sphacélé, laissant à nu le péricrâne dans les régions pa
riétales et découvrant des bourgeons fongueux et saignants sur
les régions frontale et occipitale.

Quand le crâne fut complètement mis à nu, on constata qu'il
était recouvert d'un mince enduit rougeâtre dans lequel les
vaisseaux de nouvelle formation commençaient à se montrer.

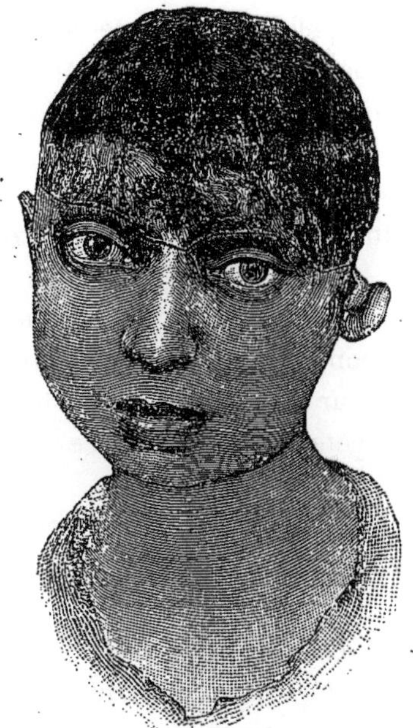

Fig. 3

Nous ne suivrons pas jour par jour l'état de la plaie qui se
couvrit très lentement de bourgeons fragiles et de petites dimensions.

Pendant plus de six mois, l'état resta à peu près stationnaire,
malgré tous les soins prodigués à la malade. Le pansement
était extrêmement difficile. Quand on enlevait la dernière con-
che de pansement souillé, de petits hématomes apparaissaient

en divers points de la couche de bourgeons charnus par suite
de la rupture des vaisseaux néo-formés. Après avoir atteint
quelque volume, ces hématomes s'épanchaient au dehors, donnant lieu à des hémorragies (1).

M. Fouchard, externe du service, qui pendant six mois aida
le docteur Franchomme dans ce pansement, était obligé de
préparer à l'avance la gaze imbibée de pommade antiseptique
(*onguent styrax*). Aussitôt que l'ancien pansement était enlevé,
la surface bourgeonnante était recouverte de nouvelles feuilles
de gaze de manière à pouvoir exercer aussitôt une compression
faible suffisante cependant pour empêcher la formation très
rapide des hématomes.

La température vespérale était de 37°5 à 38°, avec quelques
ascensions plus considérables de temps à autre, à intervalles
irréguliers.

Au bout de huit mois environ, tout le crâne fut recouvert
d'une couche de bourgeons assez unie et n'ayant plus de tendance à l'hémorragie. Sur les bords de la vaste plaie circulaire,
la cicatrisation centripète s'était avancée d'un demi-centimètre.

Lassée du régime de l'hôpital, l'enfant retourna chez elle,
mais revint deux fois par semaines se faire panser dans le service.

Dès cette époque, M. le professeur Duret étudia les procédés
d'autoplastie applicables à la jeune malade, mais il dut s'abste-
nir de toute intervention en raison de sa faiblesse et de son état
d'anémie. Le procédé de Thiersch lui-même assez douloureux

(1) Il convient de noter l'état d'anémie profonde dans lequel
se trouvait la petite malade qui, plusieurs fois au cours des
pansements et des hémorragies, tomba en syncopes graves.
D'ailleurs elle s'alimentait mal et prenait difficilement les divers toniques qui lui étaient prescrits. Ce mauvais état général
joua certainement un rôle important dans l'extrême lenteur des
progrès de la cicatrisation.

et exigeant la chloroformisation. On essaya bien la greffe dermo-épidermique au moyen de petits fragments empruntés à l'abdomen d'un jeune chien ; le résultat fut nul et l'on dut se résoudre à continuer les pansements ordinaires.

En juillet 1900, vingt mois après l'accident, l'état de la fillette, amélioré, permit au docteur Franchomme de lui prendre, sur la face antérieure de la cuisse droite, des lamelles épidermiques suivant la méthode de Thiersch.

A ce moment, sur tout le pourtour, la cicatrisation n'avait pas avancé de 2 cm. Trois séances de greffes, séparées chacune par vingt jours d'intervalle, ont permis de recouvrir à peu près entièrement la surface dénudée.

Le chirurgien fit, dans la première, un semis le long de la partie frontale de la plaie ; puis, dans les deux autres, des semis latéraux se dirigeant d'avant en arrière.

Le résultat obtenu fut excellent et aujourd'hui, 15 octobre 1900, la fillette peut être considérée comme guérie.

Malheureusement, le temps a profondément modifié cette dernière phrase du docteur Buneau, dans sa deuxième partie. Les renseignements suivants, dus à l'obligeance de notre excellent ami Le Roy, interne des hôpitaux, viennent une fois de plus prouver qu'on ne saurait être trop réservé sur les complications ulcéreuses, à plus ou moins longue échéance :

De décembre 1900 à février 1902, la surface cicatrielle, régulièrement lisse et nacrée, sillonnée de veinules et d'artérioles nettement apparentes, surtout dans la région frontale gauche, subit des *destructions partielles* et *répétées*, dues sans doute à des frottements divers. Ces lésions nouvelles, de dimensions variables, siégeaient tantôt au-dessus des oreilles, sur le front, tantôt sur le vertex ou l'occiput ; elles disparaissaient sous l'influence des cautérisations au nitrate d'argent et des pansements au styrax, pour reparaître à d'autres endroits, sans cesser jamais, ce qui obligeait la blessée à venir régulièrement à l'hôpital pour s'y faire panser.

Depuis avril 1902 cependant, ces accidents ont complètement disparu. La cicatrice présente, à l'heure actuelle (10 juin 1902) des croûtelles légères disséminées çà et là, attri-

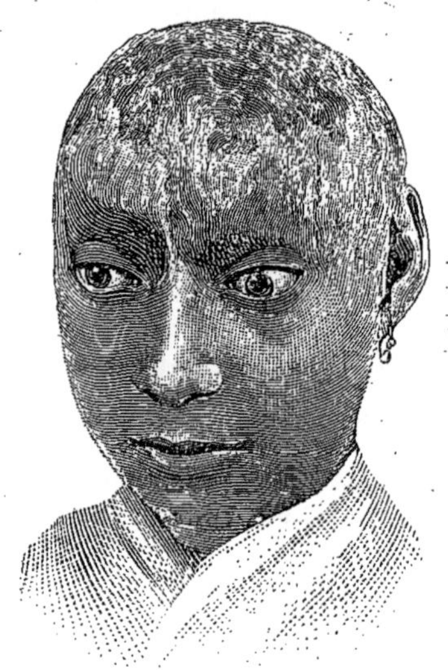

Fig. 4

D'après une photographie prise deux ans et sept mois
après l'accident.

buables à des défauts de propreté puisque des lotions et des frictions antiseptiques les détruisent ; dans son ensemble, elle apparaît comme résistante et solide. L'oreille gauche qui avait été fortement traumatisée et presque décollée, est presque réappliquée à sa place normale et soudée au crâne dans sa partie supérieure ; en arrière le pavillon est libre.

La blessée a pu reprendre définitivement son travail, en se couvrant d'une perruque abondante et luxueuse.

En novembre 1893, on me présente une jeune fille de 11 ans qui, quelques semaines auparavant, fut prise par les cheveux par une courroie de transmission dans un atelier de filature ; tout le cuir chevelu, ainsi que les téguments du front, furent

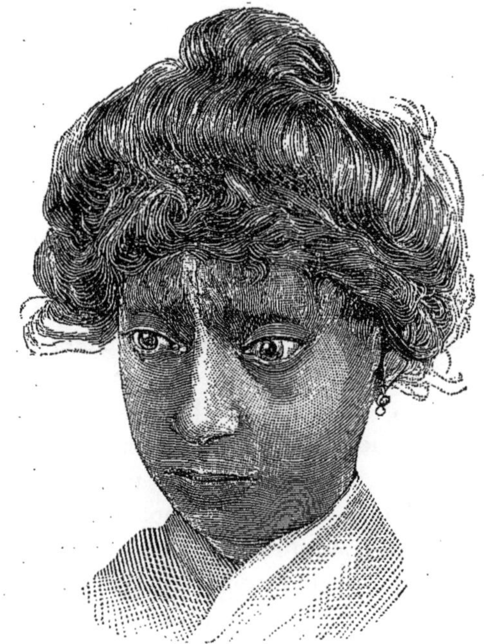

Fig. 5

Observation XLII

(Gross, *Semaine médicale*, 1895, p. 221.)

violemment arrachés. Le médecin de l'établissement tenta en vain de *réappliquer* les parties ; celles-ci se sphacélèrent et, après plusieurs tentatives de greffes de Reverdin, la jeune blessée me fut adressée.

Toute l'étendue de la surface crânienne formait une vaste

plaie bourgeonnante, limitée en avant par les arcades sourcilières, sur les côtés par les oreilles et s'arrêtant en arrière tout
près de la limite postérieure du cuir chevelu dont il ne restait
plus qu'une bande étroite à la région occipitale, puis, à droite
comme à gauche, une petite partie en arrière des oreilles. Sur
le contour de cette vaste plaie, on remarquait un liséré cicatriciel d'environ 1 cm. de largeur. Tout l'épicrâne avait été arraché et c'était le périoste crânien qui bourgeonnait. La guérison spontanée me paraissait impossible ou pour le moins extrê·
mement difficile.

La gravité de la situation ne pouvait être méconnue, d'autant
plus que la jeune blessée se trouvait dans un état d'anémie
extrêmement prononcée par suite de l'abondance de la suppuration à la surface d'une plaie aussi étendue. Je conclus à l'urgence d'une application de greffes dermo-épidermiques, mais,
vu l'état de faiblesse extrême de l'enfant je redoutais beaucoup
la perte de sang qui devait nécessairement résulter de l'enlèvement de la couche des bourgeons charnus.

Je décidai donc de placer, dans une première séance, des
greffes sur la moitié de la plaie seulement, et de prendre des
lambeaux cutanés sur un autre sujet. A trois reprises j'échouai
dans mes tentatives. Je recommençai alors en prenant les greffes sur la malade elle-même, et deux opérations successives,
consistant en une application de greffes, l'une sur la moitié
antérieure, l'autre sur la moitié postérieure de la surface scalpée, donnèrent le succès immédiat le plus remarquable. En
deux séances, à trois semaines de distance, la calotte crânienne
s'est, à peu de chose près, trouvée recouverte d'une couche
dermo-épidermique de la meilleure apparence. Toutefois, les
lambeaux cutanés greffés n'avaient pu être juxtaposés ; de là,
quelques intervalles dans lesquels les bourgeons charnus
reparurent. A plusieurs reprises, de petites greffes complémen-
taires devinrent nécessaires.

En 1895, la malade était rentrée chez elle ; de petites ulcérations se produisirent ; quelques greffes amenèrent la guérison.
Ces légers accidents consécutifs ont pour cause la facilité avec
laquelle le moindre frottement éraille les jeunes téguments
absolument adhérents aux os du crâne. C'est ainsi que, tout
récemment encore, deux nouvelles *ulcérations* ont apparu sur
le front, que l'enfant appuie sur l'oreiller pour dormir. Avec le
temps, ces inconvénients disparaîtront et la guérison sera
durable, définitive.

Il est permis d'espérer que la cicatrice finit par acqué-
rir, à la longue, un certain degré de fermeté, une dureté
spéciale, qui la fait résister aux traumatismes sans se
laisser endommager ; mais il semble impossible de fixer
une limite exacte et un terme précis au laps de temps
qui lui est nécessaire pour arriver à un pareil état. N'est-
ce pas avouer combien ces complications sont découra-
geantes ?

Enfin, il est un dernier point qu'il convient d'élucider
à cause de son importance thérapeutique. Le lambeau
scalpé réappliqué à sa place primitive a-t-il des chances
de survie et peut-on compter sur la reprise d'une pareille
greffe comme moyen de guérison ?

La question intéresse au plus haut point le public, qui
ne manque pas de considérer cette réapplication comme
étant la conduite la plus simple, la meilleure et ne se
prêtant même pas à la discussion. Ces trop belles espérances ne sont malheureusement pas réalisables, on ne
saurait trop l'affirmer. Mais il importe d'établir ici une
distinction capitale : tout lambeau complètement scalpé
est fatalement condamné à la mortification et à la gan-

grène ; tout lambeau incomplètement scalpé peut survivre.

Buneau a réalisé une série d'expériences fort concluantes à ce sujet ; nous les résumons brièvement :

I. Chien de petite taille, anesthésié au chloroforme. Scalp de 6 centimètres de diamètre, complet, pratiqué au bistouri puis réappliqué au bout de cinq minutes par des sutures. Trois jours après, sphacèle du lambeau, qui suppure et tombe le huitième jour.

II. Chien de taille moyenne, non anesthésié. Scalp complet de 8 centimètres de diamètre, réappliqué après lavages antiseptiques. Au quatrième jour, suppuration et sphacèle du lambeau.

III. Chien de petite taille. Scalp incomplet, avec un pédicule de 1 centimètre, reliant aux téguments le lambeau de 4 centimètres de diamètre circonscrit par l'incision. Réapplication et sutures ; guérison complète sans incident local.

IV. Scalp complet, mais de très petite dimension (1 centimètre de diamètre), pratiqué sur un jeune chien. Réapplication ; sphacèle du lambeau.

A ces résultats expérimentaux, nous pouvons joindre les données cliniques qui découlent des observations réunies dans ce travail ; nous obtenons alors les chiffres suivants, qui nous dispensent de tout commentaire :

Arrachements incomplets :

    Résultats expérimentaux : 1 succès sur 1 cas

    —   cliniques :   3   —   3 —

              Total........   4 succès sur 4 cas

Arrachements complets :

Résultats expérimentaux : 3 insuccès sur 3 cas
—   cliniques :   10   —   10 —

Total........   13 insuccès sur 13 cas

La ligne de conduite à suivre est de la sorte nettement fixée pour le chirurgien ; nous y reviendrons plus loin.

CHAPITRE V

Traitement.

Dans le cas d'ARRACHEMENT INCOMPLET, alors qu'il existe encore un pédicule ou trait d'union entre la calotte déchirée et le reste des téguments, la ligne de conduite à suivre est des plus simples et s'impose pour ainsi dire d'elle-même à l'esprit des chirurgiens.

La vitalité du lambeau est amoindrie, diminuée, mais non pas éteinte, puisque la continuité des éléments anatomiques existe et permet une nutrition suffisante de la région lésée, par l'intermédiaire des quelques vaisseaux restés intacts et du réseau anastomotique si particulièrement riche du cuir chevelu.

Nettoyer le lambeau, stimuler sa vitalité sont les premières indications à remplir. On doit raser complètement le cuir chevelu pour éliminer les corps étrangers et le débarrasser des souillures plus ou moins septiques qui s'accumulent toujours sur les cheveux ou au pourtour de leur implantation ; puis, procéder à un lavage minutieux

et prolongé de la tète et de la partie scalpée. Pour cela
la brosse et le savon ne seront pas épargnés ; et l'on aura
recours, pour les lotions et affusions, aux antiseptiques
aromatiques, dont le type usuel et pratique, est un
mélange de 1 % d'alcool camphré avec 3 % d'eau tiède.
On évitera avec soin l'emploi d'eau trop chaude et des
antiseptiques usuels, solution de sublimé ou d'acide
phénique, qui coagulent l'albumine des tissus et sont,
par là même, dans le cas particulier, vraiment dangereux.

Cette première partie de l'intervention, nettoyage,
exige de la part du chirurgien beaucoup de patience
et de précautions minutieuses, quelquefois un temps relativement long. Aussi conseillons-nous de procéder avec
méthode, de faire tout d'abord un premier grand lavage
général, puis d'envelopper dans un grand linge chaud
la partie scalpée pour la préserver du refroidissement
et l'isoler du champ opératoire formé par la surface cruentée du crâne. Alors on pourra commencer la toilette régulière de ce champ opératoire et la réaliser selon les règles
observées dans la pratique chirurgicale. On le recouvrira
à son tour, d'une large et épaisse couche de compresses
chaudes aseptiques le mettant à l'abri des contaminations
ultérieures qui ne manqueraient pas de s'effectuer pendant la toilette de la partie scalpée. Celle-ci se pratiquera
de la même manière et l'on pourra passer à la seconde
partie de l'opération, réapplication et sutures du lambeau.

La question des sutures a fait l'objet de controverses
assez prolongées, dans leur application au traitement des

plaies à lambeau des téguments crâniens (1). J.-L. Petit
les rejetait comme « dangereuses » et leur préférait les bandelettes agglutinaves de diachylon ; Neudœrfer, Guthrie,
Adams, les préconisaient, et c'est leur opinion qui a pré-
valu, adoptée par l'immense majorité des chirurgiens.

Il n'est d'ailleurs pas douteux, dans le cas d'arrachement incomplet du cuir chevelu, où l'on se trouve presque toujours en présence d'un lambeau de grande étendue, que la suture seule permettra d'obtenir et de
maintenir un affrontement exact des lèvres de la déchirure qui, en vertu même de l'élasticité des téguments
ont toujours une tendance à l'écartement.

Deux précautions nous paraissent mériter une mention
spéciale. Il faut veiller à ce que les deux lèvres ramenées
en contact ne soient pas recroquevillées et ne se présentent pas l'une à l'autre par leur face extérieure plus ou
moins cornée, ce qui entraverait considérablement le
processus de réunion ; pour cela, une fois les sutures
pratiquées, il est bon de passer une sonde cannelée où un
stylet dans l'interstice des lèvres et de relever celles-ci
par un léger mouvement de l'instrument de l'intérieur
vers l'extérieur. Enfin, les sutures seront faites, de pré-
férence, au crin de Florence, par points séparés, entre
lesquels on passera plusieurs drains dans les parties dé-

(1) J. L. Petit, *Œuvres complètes*, loc. cit.
Neudœrfer. *Handbuch der Kriegschirurgie.* Leipsig, 1867.
Guthrie, *Commentaries on the Surgery*, London, 6e éd.,
p. 387.
Adams, *Addition to Cooper's Dictionary.* London, 8e éd.,
p. 374.

clives ; quelque soin que l'on ait apporté à la toilette
des parties lésées, on ne peut jamais répondre d'une asepsie parfaite et rigoureuse ; dans ces conditions, il vaut
mieux créer une voie aux suintements et aux écoulements
qui ne manqueront pas de se produire, que d'être obligé
dans la suite à leur en tracer une, par des délabrements
nouveaux plus ou moins considérables qui détruiraient
peut-être des adhérences de néo-formation.

Les lèvres suturées sont enduites d'un corps gras stimulant, ou plus simplement saupoudrées d'un antiseptique ordinaire (iodoforme, salol, traumatol, etc.) ; le tout
est recouvert d'une épaisse couche de gaze antiseptique
et d'ouate, maintenue en place par un bandage compressif approprié.

Grâce à ces soins, la guérison s'obtient facilement.
Nous l'avons déjà constaté dans un cas plus haut rap-
porté (obs. XXVI) ; en voici un nouvel exemple, absolument démonstratif.

OBSERVATION XLIII (résumée)

(Parizot, *thèse*, Paris 1898.)

Le 23 septembre 1898, vers 6 h. 1/2 du soir, une jeune fille
de dix-sept ans rangeait sa chevelure, avant la sortie de l'atelier. Elle avait placé une glace sur son métier, s'était appro-
chée de la fenêtre, et, après avoir terminé son coup de peigne,
elle lançait son abondante et forte chevelure en arrière, avec
une insouciance complète, lorsqu'elle fut enlevée par un arbre
de transmission qui se trouvait à sa gauche, à deux mètres au-
dessus du sol de l'atelier de la filature. De haute taille, la jeune

fille n'avait touché l'arbre de transmission que par une portion minime de ses longs cheveux. L'arbre moteur fait 400 tours à la minute ; l'infortunée dévideuse avait été soulevée du sol, entraînée, enroulée sur l'arbre de transmission ; elle en avait même fait déjà le tour lorsqu'on parvint à interrompre le mouvement de la machine.

Immédiatement après l'accident, on reconnut que la tête était entièrement scalpée ; mais on négligea un traumatisme grave de l'épaule gauche.

La jeune fille explique nettement que, pendant les premiers moments, elle ne se rendit pas compte de l'importance de la mutilation dont elle était victime ; elle n'en *souffrait pas* tout d'abord ; ce n'est que plus tard que survint le mal de tête.

Quoi qu'il en soit, il n'y avait *pas d'hémorragie primitive*. Tout le cuir chevelu était enlevé d'avant en arrière et formait une sorte de cupule hémisphérique retombant sur la nuque.

Pour donner les premiers soins, ce fut un pharmacien qui intervint ; il replaça de son mieux le cuir chevelu sur le crâne ; mais il laissa toute la peau nue du front repliée en dedans, de façon à laisser à découvert la région frontale du péricrâne, tandis que toute la série des premiers cheveux se trouvaient en contact avec la plaie elle-même. C'est dans cet état que la blessée fut transportée à l'hôpital de la Charité, non sans subir de multiples délais.

Il était 9 heures du soir, lorsque M. Lucas, interne de garde, put faire un premier lavage de la région et placer six points de suture en vue de prévenir une nouvelle irrégularité dans l'application du vaste lambeau.

Le 24 septembre, la malade est vue par M. Guermonprez, temporairement chargé du service. Il n'était survenu aucune hémorragie secondaire ; mais il y avait une rétention de liquide séro-hématique vers la région temporale gauche ; la suppression du point de suture correspondant à ce point suffit pour en assurer l'évacuation ; puis il est procédé au soin régulier de ce scalp.

La chevelure est d'abord enlevée à coups de ciseaux; ensuite toute la surface est rasée exactement. Une seule difficulté y peut être signalée : la peau est plissée dans la région occipitale au lieu d'être tendue comme à l'ordinaire. Le savon noir et

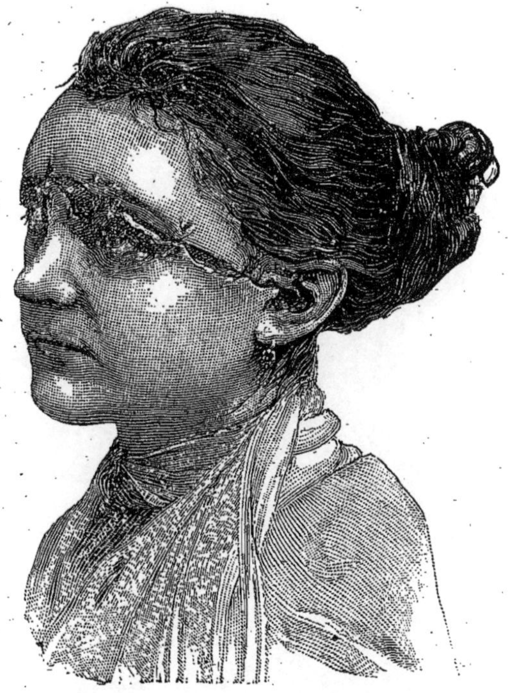

FIG. 6

D'après une photographie prise le lendemain de l'accident.
(Cliché Guermonprez-Parizot.)

l'eau tiède facilitent l'action du rasoir et procurent en même temps un ample nettoyage.

L'exploration devient alors très facile. On enlève tous les points de suture provisoire. Une copieuse lotion est pratiquée, au moyen d'eau tiède, additionnée d'une petite proportion

d'alcool camphré. Des corps étrangers divers, poussières, pelu-
ches et duvet, peu nombreux et peu adhérents, sont enlevés
partout où ils sont reconnus.

La plaie suit à peu près exactement toute la moitié antérieure
du pourtour de la base du crâne. Les bords ne sont point par-

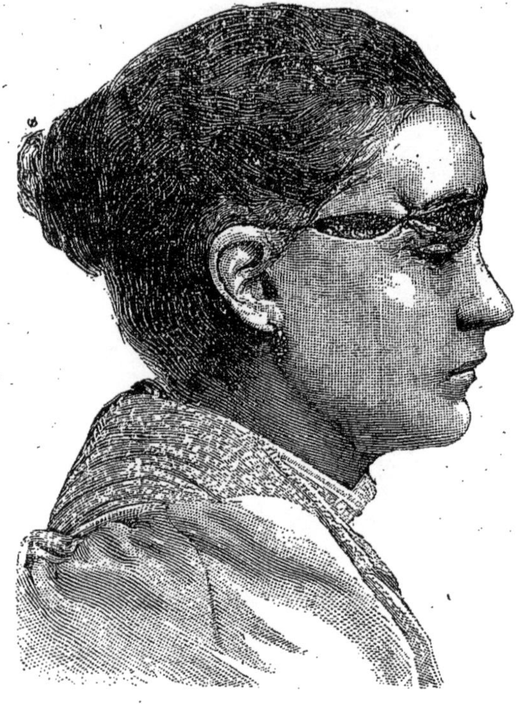

Fig. 7

faitement nets et ne présentent aucune couleur ecchymotique.
Ils sont quelque peu ondulés, de dehors en dedans et de bas
en haut, de façon qu'il est aisé d'observer la lèvre inférieure
qui s'étale, tandis qu'il faut retrousser la lèvre supérieure pour
éviter l'interposition d'une couche épidermique. La surface

cruentée n'est ni rouge, ni très sensible aux contacts ; elle est grisâtre, terne, exsangue, aussi bien sur l'une que sur l'autre lèvre.

La direction de la plaie est peu sinueuse à la racine du nez ; puis elle passe à travers le sourcil, de chaque côté, laissant une partie de la tête du sourcil sur le tégument de la face, tandis que tout le reste fait partie du lambeau ; ensuite la déchirure suit la même ligne horizontale, en passant sur la région temporale, jusqu'au delà de la limite d'insertion du pavillon de l'oreille. Du côté droit, la plaie passe par dessus la limite d'insertion dont il s'agit et se termine à 2 centimètres en arrière. Du côté gauche, elle passe à travers la conque exactement au-dessus du tragus et de l'anti-tragus, sans rupture de la peau de la face postérieure du pavillon.

En soulevant cet énorme lambeau, on remarque d'emblée qu'il met à découvert non seulement la totalité du crâne, mais aussi la région sous-occipitale jusque vers la troisième vertèbre cervicale.

Dans le lambeau, on reconnaît toute la peau et les petits muscles auriculaires. Sur le crâne, dont les os ne sont nulle part à découvert, on voit les muscles frontaux et occipitaux avec toute l'aponévrose épicrânienne. Sur l'une et sur l'autre surface, on reconnaît des filets nerveux étirés, des artérioles et des veinules allongées, et surtout des portions de tissu cellulaire plus ou moins effilochées. Il n'y a nulle part d'hémorragie ; il est évident que toute la portion antérieure du lambeau a perdu sa sensibilité.

Dès que le nettoyage est achevé, trois drains sont répartis à travers le lambeau : un dans chacune des régions temporales ; le troisième traverse une excoriation profonde trouvée au niveau de la protubérance occipitale externe : il n'est donc point placé dans la partie la plus déclive du décollement, c'est-à-dire au milieu de la nuque.

Ensuite la suture est faite en surjet au crin de Florence, sans achever l'affrontement là où il y a eu un peu de rétention vers la région temporale gauche. Le pansement se compose d'une simple couche de gaze blanche pétrie d'onguent styrax ; une feuille de silk protective est ensuite étalée, recouverte d'ouate et maintenue par une bande de gaze apprêtée et humectée (1).

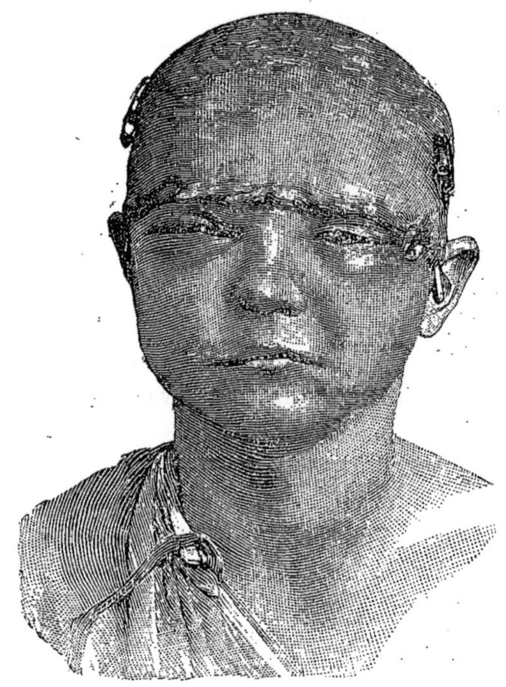

Fig. 8

D'après une photographie prise trois jours après l'accident.

Le soir, l'écoulement menstruel, qui avait temporairement cessé, apparaît à nouveau sans douleur. La blessée est appesantie, somnolente, sans appétit. T. 38o5.

(1) Nous ne rapporterons pas ici les notes de l'auteur relatives au traumatisme de l'épaule et au traitement qui lui fut appliqué, ces considérations sortant de notre sujet particulier.

Le 25 septembre, le pansement est renouvelé sans autre incident qu'un écoulement séro-purulent par le drain postérieur et celui du côté gauche. T. matin, 38° ; soir, 39°6.

Le 26 septembre, la malade est fatiguée par les visites qu'elle a reçues la veille. T. 39°5. La région crânienne est devenue sensible au toucher, sans présenter ni rougeur, ni tuméfaction

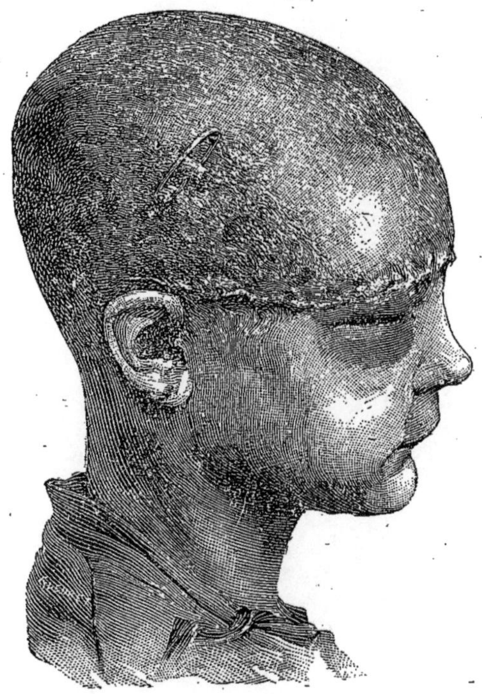

Fig. 9

localisée, ni chaleur anormale. Au pourtour de chaque drain, la gaze est souillée de débris cellulo-graisseux qui s'évacuent. Tous les téguments de la tête sont comme tuméfiés, la ligne de suture semble étranglée, la face est bouffie, les paupières sont infiltrées ; l'œil droit ne peut plus s'ouvrir du tout ; l'œil gauche s'ouvre incomplètement. Une ecchymose s'étend à toute la hauteur de la paupière inférieure du côté droit, en même temps qu'une autre occupe le bord marginal de la paupière supérieure du même côté. C'est également du côté droit que la bouffissure de la face présente la plus grande importance ; elle déforme la face et efface le pli naso-jugo-labial ; la commissure des lèvres

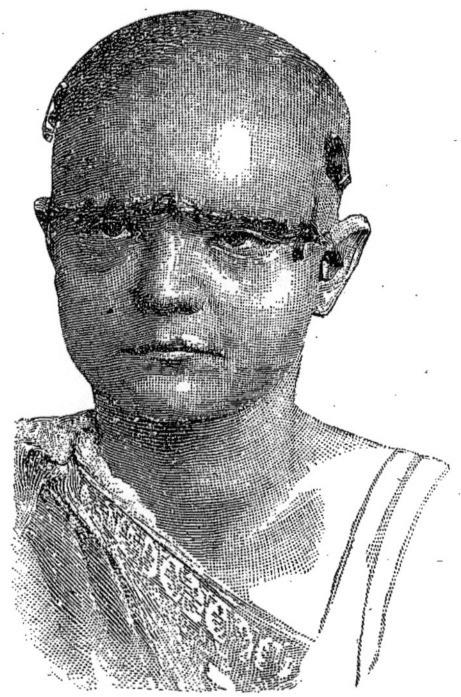

Fig. 10

D'après une photographie prise cinq jours après l'accident.

de ce même côté est abaissée. La portion la plus douloureuse au contact se trouve au-dessus de l'œil et s'étend à toute la région temporale et jusqu'en arrière du pavillon de l'oreille du côté gauche. La portion supérieure de la conque de ce côté gauche s'écarte notablement de la portion correspondante du crâne ; la peau y est infiltrée ; elle recouvre une collection quelque peu fluctuante ; une contre-ouverture y est pratiquée, un drain y est passé, deux autres sont glissés aux extrémités de la fosse temporale. Chacun des trois donne issue à une très minime quantité d'un pus diffluent.

La blessée a d'ailleurs une langue très saburrale, une haleine fétide et une soif persistante. Il lui est administré 25 grammes de sulfate de magnésie. T. soir, 38°6.

Le 27, la blessée est moins fatiguée, elle commence à entr'ouvrir les deux yeux ; elle discerne que la sensibilité est redevenue normale dans toutes la portion de son cuir chevelu jusqu'à une ligne semi-circulaire selon le méridien qui passerait par les deux oreilles. Sur les pièces de pansement, on retrouve un suintement peu abondant d'un liquide séro-purulent qui répond à presque toute l'étendue de la ligne de suture et aux drains postérieur et latéral gauche. Lotion tiède à l'eau additionnée d'alcool camphré, puis pansement ordinaire. T. matin, 37°8 ; soir, 38°8.

Le 28, la blessée a dormi pour la première fois, mais non pas pendant la nuit entière ; elle n'éprouve plus aucune douleur. La sensibilité est redevenue normale jusque vers les bosses frontales. L'ecchymose de la paupière inférieure du côté droit n'est pas encore disparue, mais l'œdème de la face a très notablement diminué. On discerne une plaque de sphacèle du bord supérieur de la plaie vers la limite antérieure de la fosse temporale gauche. L'écoulement du pus a été aussi abondant que la veille.

Le 29, la blessée a, pour la première fois, dormi pendant sa nuit entière ; elle se meut avec une certaine prestesse ; elle indique que la sensibilité est restituée sur la presque totalité de la calotte crânienne. L'écoulement de pus n'a été important que pour le côté gauche. Les mêmes soins sont renouvelés sans incident.

Le 30 septembre, le pansement est largement souillé à droite. Au cours du nettoyage à l'eau tiède alcoolisée, on distingue deux clapiers peu étendus, situés l'un et l'autre à l'extrémité de

la plaie, qui laissent écouler un pus crémeux et quelques lambeaux du tissu cellulaire sphacélé. Il n'y a pas le moindre décollement dans toute la région occipitale située au-dessous de
cette plaie ; pas non plus dans toute la portion supérieure de

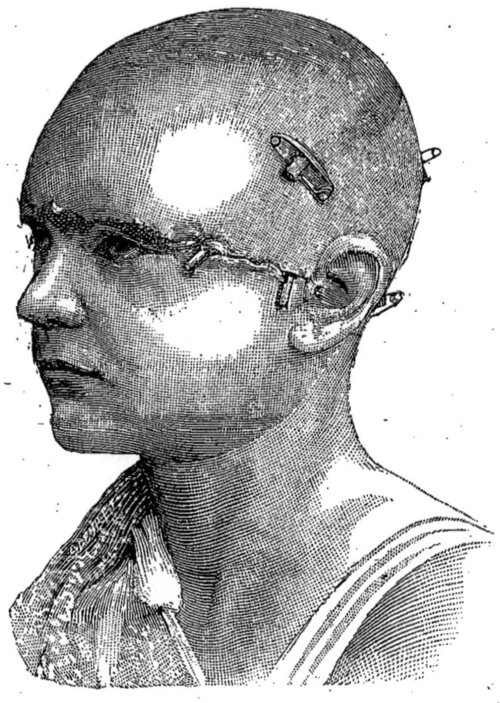

Fig. 11

la nuque. Malgré cette constatation, on renouvelle le soin particulier de pansement qui exerce une compression ouatée méthodique dans cette région postérieure la plus déclive, comme si
on n'était pas à l'abri d'une suppuration tardive à ce niveau.
Cependant la blessée exerce librement les mouvements de rotation du cou, ceux de flexion et de redressement de la tête.

Le 1er octobre, la suppuration a tellement diminué que la plupart des drains sont supprimés. Deux seulement sont conservés, l'un dans la région mastoïdienne gauche, l'autre vers la région temporale du côté droit. Aucune rétention ne semble devoir être redoutée dans la région occipale ni dans la région temporale gauche parce qu'une petite plaque de sphacèle s'est éliminée d'un côté comme de l'autre. Dans les autres points et sur presque toute la ligne de suture, la réunion est obtenue par première intention ; c'est pourquoi tout le crin de Florence est enlevé. Le pansement se fait ensuite dans les conditions habituelles ; et la blessée quitte l'hôpital.

Le 3 octobre, elle est amenée à la Maison de secours aux blessés de l'industrie. La cicatrice ne se disjoint que dans une très minime étendue en avant de l'oreille droite ; elle a toute son intégrité et toute sa solidité à travers le sourcil droit, la base du nez et la moité interne du sourcil gauche : mais la disjonction présente une importance plus menaçante dans la moitié externe de ce sourcil gauche et surtout dans la moitié antérieure de la région temporale gauche. Toutefois, il est manifeste que les deux lèvres de la plaie sont adhérentes aux tissus sous-jacents. Les clapiers n'existent plus que du côté gauche ; ils sont moins étendus et ne sécrètent presque plus. Le dernier drain est supprimé. Le pansement est simplifié et se réduit à quelques écussons de sparadrap diachylon sur la paupière supérieure et sur la tempe gauche.

Le 4 octobre, la blessée se trouve fort bien et ne ressent de douleur qu'aux alentours de l'oreille gauche qui est le siège d'une éruption érythémateuse. On renouvelle le pansement. La cicatrisation est complète du côté droit et sur la face jusqu'au milieu du sourcil gauche ; les clapiers sont taris ; la disjonction de la cicatrice du côté gauche est bourgeonnante et promet une cicatrisation prochaine ; la plaie de la nuque enfin se répare normalement. Lavage antiseptique ; pansement au sparadrap diachylon.

6 octobre. La cicatrisation suit une marche régulière et rapide.

A la région temporale gauche, il ne reste plus qu'une plaie de 4 centimètres sur 2. L'éruption de l'oreille est stationnaire. Les ouvertures pratiquées pour passer les drains se ferment ; la plaie occipitale est considérablement diminuée. Etat général excellent.

7 octobre. Le pavillon de l'oreille droite ne présente plus de rougeur, ni de tuméfaction, ni de sensibilité anormale, ni de sécrétion ; il ne subsiste plus que trois ou quatre croûtes jaune brunâtre. Le pavillon de l'oreille gauche est moins amélioré ; il demeure tuméfié et revêtu de croûtes assez larges.

Le 8 octobre, l'éruption des deux oreilles est désormais guérie. Elle a consisté en tuméfaction rose avec vésico-pustules peu saillantes, remplacées en quelques heures par des croûtes d'un blanc jaunâtre larges et très adhérentes. Cette éruption qui présente à la fois les caractères d'un eczéma bénin et ceux d'un ecthyma bénin, est manifestement attribuable à l'action du pus qui s'écoule sur ces régions. C'est l'interprétation de M. le professeur Derville, auquel la malade a été présentée. Il est à remarquer toutefois qu'il n'y a eu aucune éruption ni à la nuque, ni dans les régions temporale et mastoïdienne gauche qui ont pourtant été imprégnées du même liquide de suppuration. Aussi est-il permis d'attribuer une part d'élément étiologique au tiraillement des cordons et filets nerveux pour expliquer la localisation aux deux oreilles et surtout l'importance plus grande de l'éruption dont il s'agit sur l'oreille gauche qui a été plus tiraillée que la droite en même temps que plus imprégnée de pus.

Le 10 et les jours suivants, la cicatrisation se poursuit normalement et s'achève à tel point que le 28 octobre, on supprime tout pansement à la tête, bien qu'il subsiste sur la tempe gauche une plaie de 2 cm. sur 1. Cette plaie était guérie le 7 novembre et le 15 du même mois la jeune fille reprenait son ouvrage.

La guérison, on le voit, survient avec une rapidité relative et le chirurgien ne doit pas être découragé par la suppuration, parfois abondante. qui se produit toujours en pareil cas, quel qu'ait été le soin apporté à la désinfection des plaies. Il faut s'efforcer de tarir, par des lavages antiseptiques et excitants répétés, la formation du pus et lui donner issue facile par un drainage approprié. Le lambeau incomplètement scalpé, dont la nutrition non interrompue se poursuit et se rétablit peu à peu finit toujours par reprendre contact avec les téguments voisins, sans sphacèle,

En est-il de même lorsqu'il s'agit d'ARRACHEMENT COMPLET du cuir chevelu ? Malheureusement non, et nous insistons sur ce fait, car les conditions dans lesquelles on se trouve placé sont profondément différentes des précédentes. Ici, plus de vie possible pour le lambeau scalpé puisqu'il est totalement séparé des téguments et des artères qui le nourrissaient, sans parler des contaminations profondes et des dilacérations multiples auxquelles il est certainement exposé.

Physiologiquement, il se trouve voué à la mortification et au sphacèle ; expérimentalement et cliniquement, il est condamné à être éliminé par la suppuration ; nous l'avons dit plus haut (chap. IV). Aussi reste-t-on profondément surpris lorsqu'on lit le titre suivant : « un cas de scalp traité par la réapplication du cuir chevelu », relatif à l'observation que nous rapportons ci-après et qui parait annoncer un succès véritable.

Observation XLIV

(A. Malherbe, *Bulletin médical.* décembre 1898.)

Le 23 août 1898, Mme C..., âgée de 25 ans, modèle, se trouvait le matin, vers dix heures, dans un lavoir, rue Vandamme, quand sa chevelure très abondante, mais cependant relevée en coiffure sur sa tête, fut saisie par un arbre de couche d'environ dix centimètres de diamètre, animé d'un rapide mouvement de rotation. Mme C..., d'une nature vigoureuse, ne perdit pas connaissance. Après un pansement sommaire chez un pharmacien, elle fut transportée, en voiture, une heure après l'accident, à la consultation de l'hôpital Broussais.

A son arrivée, je la trouvai avec toute sa connaissance, ne se plaignant point et répondant parfaitement à toutes les questions ; cependant, elle était très pâle et paraissait avoir perdu une assez notable quantité de sang ; elle était en état de *shock*. Aucun autre traumatisme sur le corps. La malade avait d'ailleurs ses règles qui ne furent pas interrompues.

Après avoir enlevé le pansement provisoire qui recouvrait sa tête, je constatai qu'il s'agissait d'un scalp complet ; le cuir chevelu manquait totalement et le crâne se montrait à nu. On apercevait quelques débris de l'aponévrose épicrânienne et des filets nerveux plus ou moins arrachés.

La solution de continuité s'était produite au niveau de la couche du tissu conjonctif sous-aponévrotique qui glisse sur le périoste. La couche musculo-aponévrotique épicrânienne, intimement unie à la peau, s'était détachée du périoste des os du crâne, cédant dans les points où sa résistance était moindre.

L'arrachement commence, en arrière, à l'endroit où les téguments épais du crâne se continuent avec ceux de la nuque, à quatre travers de doigt au-dessus de la protubérance externe, suivant une ligne horizontale de 12 à 15 cm. qui semblerait avoir été faite par une section nette. De l'extrémité droite de cette ligne, la solution de continuité remonte en haut et en avant, en suivant la ligne d'insertion de la chevelure, contourne le pavillon de l'oreille en arrière et en haut, puis traverse horizontalement la région temporale au niveau de l'arcade zygomatique ; de ce côté, le conduit auditif externe est arraché en arrière, et le pavillon décollé pend en bas, retenu seulement au niveau du tragus et de la partie antérieure. Arrivée près de la partie externe de l'orbite, la section passe au-dessous du sourcil, au milieu de la paupière supérieure, atteint la racine du nez où elle remonte un peu en haut, constituant ainsi une petite encoche, et partant de là, elle suit, de l'autre côté de la face, un trajet symétrique à celui du côté droit pour aboutir enfin à l'extrémité gauche de la ligne horizontale de la nuque. L'oreille gauche cependant est indemne.

Les globes oculaires sont intacts ; seuls les sourcils font partie de la portion enlevée.

La conduite immédiate à tenir m'embarrassait fort quand l'idée me vint d'une réapplication possible ; je demandai alors à la malade ce qu'était devenu son cuir chevelu. Sur sa réponse qu'il était resté au lavoir, je l'envoyai en hâte quérir par un de mes externes.

Après avoir éprouvé quelques difficultés de la part du propriétaire du lavoir, qui, paraît-il, ne voulait pas se démunir de cette pièce, sous prétexte de constatations de police, mon externa triompha et, ayant détaché lui-même la calotte de l'arbre de couche où elle était demeurée fixée par une poignée de cheveux, me la rapporta.

Pendant ce temps, il avait été procédé au nettoyage du crâne et de la plaie ; la *temporale droite* qui donnait fut pincée et *liée.*

En possession de la calotte, je fis rapidement couper les cheveux qui étaient très longs, puis raser aussi bien que possible le cuir chevelu, en respectant cependant les sourcils qui devaient me servir de points de repères dans la réapplication. Malgré tous les soins, on ne put empêcher de nombreux débris de cheveux de se fixer sur la face interne du lambeau. Toute la calotte fut énergiquement nettoyée au savon et à la brosse sur chacune de ses faces, puis plongée dans une cuvette de sublimé chaud à 1/1000 où elle fut encore frottée à l'aide de compresses stérilisées, enfin replongée dans de nouvelles solutions de sublimé à 45°. Je l'appliquai alors sur le crâne de la malade et la suturai à la solution de continuité par des points au crin de Florence, au nombre de quarante.

Peu sûr de mon asepsie je pratiquai quatre contre-ouvertures à l'aide d'un bistouri, sur le sommet de la tête, deux en avant et deux en arrière, et plaçai quatre drains de 6 à 7 cm. et de la grosseur du petit doigt.

En avant, de chaque côté des oreilles, je mis deux autres drains identiques qui remontaient au niveau des drains supérieurs placés en avant et deux autres drains, en arrière, de chaque côté de la nuque, qui répondaient aux drains postéro-supérieurs. Ces drains furent fixés à la peau à l'aide de crins. Je terminai par la suture de la paupière droite et de l'oreille du même côté, qui était presque entièrement détachée.

Toute cette opération a lieu sans anesthésie, la malade se tenant toute seule assise sur la table, se tournant de tel ou tel côté quand on le lui demandait et ne se plaignant de souffrir qu'aux deux ou trois derniers points de suture. Le pansement, consistant en gaze iodoformée et couche épaisse d'ouate hydrophile, ne laissait à découvert que le nez et la bouche.

Il y avait environ trois heures et demie que l'accident s'était produit quand la malade fut portée salle Broca et couchée au n° 4, dans le service de M. le professeur Michaux.

24 août. — La malade est mise au régime lacté. Ni fièvre, ni douleurs.

25. — T. : 37°5. Premier pansement ; pas de suintement ; deux légers points mortifiés en arrière.

26 et 27. — Température normale qui ne présentera désormais aucune ascension dans sa courbe. La malade commence à s'alimenter suivant le régime ordinaire et demande à se lever.

29. — Deuxième pansement : pas de pus. La réunion semble bonne, surtout en arrière au niveau de la nuque. La peau est tout à fait sèche dans les deux points postérieurs mortifiés ; ailleurs elle reste souple.

1er septembre. — Troisième pansement. Les drains sont raccourcis de façon à éviter un décollement à leur niveau. Plaques parcheminées plus étendues, noirâtres, dures, sèches. Sensibilité périphérique nulle, sauf en arrière. Etat général excellent.

5. — Ablation des deux drains supérieurs : un peu de suppuration. Les jours suivants, rien de spécial à signaler.

21. — Ablation de tous les points de suture dont quelques-uns cependant avaient lâché.

29. — On gratte la couche épidermique mortifiée, la peau apparait blanche sur la partie supérieure du crâne et derrière l'apophyse mastoïde gauche.

5 octobre. — Pansement à la gaze stérilisée.

10. — Pansement humide au sérum. Etat général excellent.

Ce pansement humide est continué tous les jours jusqu'au 2 novembre. A partir de ce moment, on revient aux pansements à la gaze stérilisée. Suppuration légère.

30. — En avant, les téguments crâniens se continuent sans ligne de démarcation avec la peau de la face. Au niveau des tempes et en arrière, existe une bande de tissu bourgeonnant, là où la calotte s'est détachée. Un peu de rétraction de la paupière droite.

En résumé, la calotte réimplantée s'est éliminée dans ce cas comme dans tous les autres où elle a été tentée. Le titre de l'observation annonce et promet malheureusement beaucoup plus qu'il ne donne et Wyart s'est laissé prendre aux apparences en écrivant un *Addendum* à sa thèse pour citer la relation du docteur Malherbe comme un « plein succès » venant justifier l'intervéntion qu'il préconise : la réapplication du lambeau complètement scalpé.

Il importe d'ailleurs de remarquer que si l'auteur de cette observation croit à la possibilité du succès d'une semblable tentative puisqu'il écrit : « Il n'est pas illogique de penser que, dans des conditions tout à fait parfaites, la réunion immédiate puisse se faire », il arrive lui-même à faire de singulières réserves sur cette éventualité et conseille simplement la réapplication du lambeau scalpé comme moyen de pansement protecteur pour la plaie sous-jacente. « Même si cette réunion immédiate n'est pas probable, dit-il, par suite de certains desiderata, quel meilleur pansement, en tout cas, pour le crâne scalpé, que la calotte qui vient d'être enlevée et que l'on réapplique avec toutes les précautions antiseptiques désirables »... « La réapplication des téguments crâniens dans le scalp constitue donc le traitement de choix toutes les fois qu'elle est possible et par la protection naturelle qu'il assure, et par la réparation cicatricielle plus rapide qu'il favorise. »

Ne connaissant pas la date de la guérison complète et définitive, nous manquons d'un renseignement indispensable pour apprécier la durée exacte du processus de réparation cicatricielle et nous ne nous trouvons pas en mesure de juger si, dans le cas en question, elle a été réellement abrégée. Nous savons seulement qu'au moment où s'arrête la relation du docteur Malherbe, sa malade scalpée présentait encore « une bande de tissu bourgeonnant ». Comme, d'autre part, nous connaissons, pour l'avoir déjà maintes fois observée et notée au cours de cette étude, la lenteur extrême de la cicatrisation complète de ces surfaces bourgeonnantes, nous nous permettons d'émettre un doute sur la diminution appréciable de la durée réelle de la réparation.

Nous comprenons mal aussi l'idée de réapplication du lambeau scalpé comme moyen naturel de protection pour la plaie sous-jacente ! Les soins antiseptiques les plus minutieux, la désinfection la plus parfaite ne suffisent pas à mettre le lambeau détaché dans un état d'asepsie tel qu'il soit désormais à l'abri d'une suppuration ultérieure. On se heurte toujours à des difficultés impossibles à surmonter et à éviter : les unes tiennent à l'état même du lambeau qui, avant le scalp, pouvait porter avec lui des parasites et des microbes tout prêts à manifester leur virulence ; les autres se rattachent aux conditions dans lesquelles s'est produit l'arrachement, aux contaminations auxquelles le lambeau déchiré a été exposé : graisse et cambouis des machines, poussières de l'atelier, détritus de toutes sortes, etc. Tout favorise la suppuration septique.

Et, même en admettant que la désinfection ait été théoriquement et pratiquement complète et parfaite ou encore que, grâce aux soins énergiquement appliqués, le développement des agents microbiens soit impossible, il se produira une suppuration aseptique qui aboutira à l'élimination du lambeau complètement arraché. Dépourvus des matériaux nutritifs que pourrait leur apporter le sang dont le cours est désormais arrêté par l'oblitération des vaisseaux (caillots de l'hémostase, nouvelle disposition anatomo-pathologique des tuniques

artérielles), privés de l'influence trophique du système
nerveux dont les éléments, isolés des centres, subissent
la dégénérescence, les téguments crâniens sont irrévo-
cablement voués à la gangrène. Se servir d'eux, en pareil
état, pour protéger une plaie ouverte à toutes les complications nous semble une conduite bien téméraire et
bien dangereuse.

La réapplication du lambeau scalpé étant, par là même,
absolument condamnée, le chirurgien reste en présence
d'une vaste perte de substance qu'il s'agit de combler.

Les divers procédés de greffes permettant seuls d'arriver à ce résultat, c'est à eux qu'il faudra recourir (1).
Encore faut-il faire un choix parmi eux.

(1) ALBANESE, *Sul trapantamento dell'epidermide*. Gaz. cli-
nica de Palermo. Maggio 1871.

PONCET, *Des greffes épidermiques et en particulier des larges lambeaux dermo-épidermiques*. Paris médical, oct. et nov.
1871.

HERGOTT et REVERDIN, *Greffes épidermiques*. Gaz. méd. de
Strasbourg, sept. 1871.

OLLIER, *Greffe épidermique*. Archives générales de médecine, 1872.

THIERSCH, *Ueber die feineren anatomischen Verœnderungen
bei Aufheilung von Haut auf Granulationen*. 3e congrès alle-
mand de chirurgie, 1874 ; Archiv. für Klin. Chirurgie, 1874,
t. XVI, p. 323.

HEYDENREICH, *La greffe de Thiersch*. Semaine médicale,
1888, p. 229.

PLESSING, *Hautverpflanzung nach Thiersch*. Arch. fur Klin.
Chirurgie, 1888, t. XXXVII, p. 53.

NOGUÉ, *Des greffes dermo-épidermiques à lambeaux confluents*. Thèse, Paris, 1890.

SCHNITZLER et EWALD, *Zur Technik der Haustransplantation
nach Thiersch*. Centr. für Chirurgie, 1894, p. 148.

GAGNARD, *Autoplastie par la greffe italienne modifiée et*

On rejettera la méthode de Tagliocozzi ou méthode italienne, encore appelée par M. Poncet « autoplastie par « approche, car on ne saurait rien lui demander dans le cas de destruction du cuir chevelu. Il est inutile de songer à mettre en pratique le déplacement ou le décollement des tissus avoisinant les bords de la perte de substance pour les faire glisser jusqu'au niveau de la plaie.

Et l'on s'arrêtera, comme procédé de choix, à la méthode de Thiersch, c'est-à-dire à l'autoplastie par *greffes dermo-épidermiques*, identique dans ses grandes lignes à celle décrite par Reverdin et par M. Poncet.

Il importe tout d'abord de se mettre dans les meilleures conditions possibles pour la réussite de ces greffes. La première d'entre elles est la complète asepsie de la plaie : celle-ci doit être parfaitement et entièrement propre, dépourvue de toute partie sphacélée ou suppurée, de couleur rouge vif écarlate, couverte de petits

greffe d'Ollier-Thiersch ; de leur combinaison pour la réparation des vastes pertes de substance. Thèse, Paris, 1896.

Juvara, *Technique des greffes de Thiersch.* Presse médicaale, 1898, i, p. 323.

Ollier, *Des greffes autoplastiques obtenues par la transplantation de larges lambeaux dermiques ; de leur stabilité et des modifications tardives qu'elles subissent.* Acad. des Sciences, 2 et 9 mai 1898.

Bessière, *Quelques considérations sur les greffes de Thiersch (technique opératoire, processus histologique, indications).* Thèse, Montpellier, 1899.

Forgue, *La technique des greffes de Thiersch.* Sem. médicale, 1899, n° 31, p. 233.

Monod et Vanverts, *Traité de technique opératoire.* tome i, 1902.

bourgeons saignant difficilement. Dans certains cas,
lorsque la couche bourgeonnante est fongueuse, épaisse,
molle, jaunâtre, saignant avec la plus grande facilité, il
faut chercher à modifier cet état par des cautérisations
profondes et répétées au nitrate d'argent ou par des pul-
vérisations au spray phéniqué. La préparation, la mise
en état de la plaie demande un temps variable, mais on
arrive, par des pansements soignés, à la placer dans des
conditions parfaites d'asepsie et suffisantes de vitalité.

En même temps, il sera fort utile de soutenir et de
relever l'état général des blessées, ordinairement affai-
blies et anémiées, par l'administration de toniques
appropriés et de les placer dans les conditions hygiéni-
ques les meilleures. C'est le moyen de permettre à l'organisme de résister efficacement à l'envahissement des
microbes et de leurs toxines, dont l'action serait désas-
treuse.

Nous rapportons ci-après une observation qui montre
combien cette médication générale est réclamée par la
symptomatologie, dans certains cas, et quels services
elle peut rendre.

OBSERVATION XLV (résumée)

(Donnez, *Bulletin de la Société médicale de Charleroi*, 1891,
p. 104).

Le 2 avril, vers 5 h. 1/2 de l'après-midi, je fus appelé par
dépêche à la verrerie de Famillereux pour donner des soins,
disait-on, à une jeune fille scalpée..... Le docteur Devroede
m'avait précédé et avait fait un pansement provisoire en atten-
dant mon arrivée.

Cette jeune fille avait été prise, d'après ce que me dirent les personnes qui l'entouraient, par sa tresse (celle-ci longue de 62 cm.) et projetée autour d'un arbre de rotation d'une machine à polir les fonds de gobelets. Se sentant attirée de plus en plus vers l'appareil, elle avait résisté autant qu'elle le pouvait en se retenant à un bac voisin au moyen des mains, puis des coudes ; enfin, à force de tractions, elle était parvenue à débarrasser sa tête, mais au prix non seulement de la perte totale des cheveux, mais malheureusement encore d'un lambeau de peau d'une longueur de 22 cm. s'étendant de l'arcade sourcilière au sommet du crâne, et de 17 cm. en largeur. En outre, dans les dernières tractions, le péricrâne avait frotté contre l'arbre de rotation et ce dernier avait enlevé presque toute la partie charnue aponévrotique épicrânienne et jusqu'au périoste ; sur le côté gauche de l'os frontal se voyait une petite plaie de l'os mesurant environ 3 cm. et n'atteignant que la lamelle externe ; en arrière sur la nuque, les cheveux avaient été complètement arrachés, mais la peau avait résisté et, à mon arrivée, il existait comme dans tous les cas de plaies par arrachement, un *léger suintement de sang*, mais *très minime*. La blessée avait conservé toute sa lucidité et répondait parfaitement aux questions qu'on lui posait. Ce qui surprenait les personnes présentes, c'était *l'absence de grandes douleurs* et l'état relativement calme de la jeune fille. Evidemment, les tractions opérées par la machine sur les nerfs répandus dans le cuir chevelu avaient dû produire une insensibilité presque complète. Cependant je dois dire qu'elle s'est montrée tout le temps d'un réel courage (1).

Je fis chercher immédiatement de l'eau phéniquée pour l'em-

---

(1) Nous ne connaissions pas cette observation au moment où nous rédigions notre premier chapitre. Elle y aurait cependant sa place car nous remarquons que la description symptomatique faite par le docteur Donnez correspond tout à fait à la nôtre, en particulier sur l'absence de douleur et de grande hémorragie.

ployer en compresses que je serrai à l'aide d'une bande autour de la tête ; toute la nuit, on devait arroser le pansement d'eau phéniquée. Le docteur Devroede ayant prescrit une potion antispasmodique, je la fis continuer et me retirai vers minuit. Le lendemain, je revis la malade vers 5 heures du matin ; la nuit s'était passée relativement bien, la malade avait même un peu dormi dans le fauteuil. M. le directeur général des mines de Famil1ereux ayant fait appeler la veille les docteurs Devroede et Lintermans, il fut résolu, vu la gravité du cas, de demander une consultation avec eux. Nous décidâmes ensemble après examen de faire un pansement complètement phéniqué, gaze, ouate et bandes phéniquées, le tout arrosé de temps en temps d'eau phéniquée. A cette visite et à celle du soir, l'état général était resté assez satisfaisant, sauf un peu de lenteur dans le pouls et un peu d'affaissement : je refis une nouvelle potion à laquelle j'ajoutai 4 gr. de teinture de quinquina et 4 gr. de teinture de cannelle.

Le lendemain 4, l'état général était à peu près le même le matin ; mais, à ma visite du soir, la patiente se plaignit de douleurs dans la tête et d'une grande faiblesse. Je ferai remarquer que les règles, qui avaient commencé le matin même de l'accident, n'avaient pas cessé et continuèrent comme à l'ordinaire, malgré la terrible secousse ressentie ce jour-là.

Le 5 au soir, il y eut de l'agitation générale avec contractures douloureuses dans les membres supérieurs et inférieurs ; la blessée ne pouvait supporter la lumière ni le bruit. Quelques lambeaux de tissu sous-aponévrotique qui étaient restés adhérents à l'os se détachèrent et l'os devint complètement à nu, bruni, dans toute l'étendue de la plaie ; rien d'étrange comme cette figure animée au-dessous d'une tête complètement dépourvue de parties charnues.

Le 6, l'état empire encore vers le soir, le pouls devient petit, dépressible, presque filiforme ; la face se gonfle surtout du côté gauche ; la suppuration commence à apparaître. Comme il y avait eu insomnie la nuit précédente, nous prescrivons une potion au chloral pour le soir et une potion composée de quinquina, cannelle, alcoolat de mélisse et laudanum.

Le 7, l'état général devient tout à fait mauvais, l'agitation et les contractures augmentent ; le soir j'ajoutai à la potion précédente 20 grammes d'alcool et 75 grammes de vieux vin.

Le 8 amélioration ; la face se dégonfle, le pouls se relève un peu, les contractures et l'agitation sont beaucoup diminuées.

Le 9, l'amélioration continue.

Le 10, la blessée qui jusque-là avait été aux bouillons, lait, œufs, nous réclame à manger ; nous lui ordonnons, vu l'amélioration obtenue, de la viande hachée dans le but de la soutenir tout en empêchant les tiraillements qu'auraient pu provoquer les efforts de mastication sur les bords de la plaie.

Le 18, la malade peut s'asseoir sur son lit ; la suppuration est assez forte ; nous mettons de la charpie phéniquée au-dessus de la gaze.

Le 24, apparaît sur le frontal droit un bourgeon assez gros qui passe à travers la lamelle supérieure du crâne. Cette lamelle est jaune, sale, sur tout le pourtour de la tête.

Le 30 avril, la partie située sur le frontal gauche se soulève par places ; ce qui nous fait espérer qu'un bourgeonnement se prépare en-dessous.

Le 24 mai, même état du frontal ; une bande de 4 à 5 centimètres laisse l'os complètement bruni. La couche continue à se soulever. Nous appliquons après avoir cessé les arrosages phéniqués, de la vaseline phéniquée étendue sur la gaze et mise en contact direct avec la peau. La blessée commence à se promener vers la moitié du mois de mai.

Le 28 mai, les urines prennent une coloration noirâtre ; je laisse de côté l'acide phénique et prends l'acide borique pour les pansements.

Le 12 juin, nous reprenons les pansements phéniqués pour les abandonner de nouveau le 17 et les recommencer une dizaine de jours après.

Quelques esquilles sont sorties, la première le 26 juin, la

seconde le 29, une plus grande le 4 juillet et une le 8 juillet. La tête est complètement couverte de bourgeons depuis le 27 juin. La cicatrisation commence à se faire et atteint, par places, 2 à 4 centimètres d'un tissu cicatriciel assez mince.

Un mode de pansement excellent, et qui nous paraît répondre à tous les desiderata, est l'application systématique, sur la plaie, de l'ONGUENT STYRAX, suivant la formule classique du codex :

Huile d'olives......	150
Styrax liquide......	100
Colophane	180
Résine élemi.......	100
Cire jaune........	100

On peut diminuer la proportion de colophane pour rendre l'onguent moins consistant. Frosini Merletta propose les chiffres suivants (1) :

Huile de noix......	100
Styrax liquide......	50
Colophane	35
Résine élemi.......	35
Cire jaune........	44

Cette composition complexe d'aromatiques semble jouir de propriétés antiseptiques incontestables puisque, sous son influence, la courbe de température, dont les oscillations indiquent les phases de l'envahissement progressif et continu de l'organisme par les microbes

____

(1) DORVAULT. L'*Officine ou répertoire général de pharmacie pratique*, Paris, 1886.

pathogènes ou par leurs toxines, reprend une allure régulière et normale. D'autre part, le pus change très manifestement ses propriétés physiques dans les mêmes conditions : il devient plus filant, blanc verdâtre. Il serait sans doute fort intéressant d'étudier le coefficient anti-septique de l'onguent de styrax, ce que nous regret-tons vivement de n'avoir pu rechercher jusqu'à présent.

Ce qui est certain, d'autre part, c'est que cet onguent de styrax est un merveilleux stimulant pour réveiller la vitalité compromise des éléments anatomiques. Nous n'avons pas à rappeler les services qu'il a rendus dans le cas d'ulcères variqueux des membres inférieurs pour lesquels il était préconisé naguère encore. Mais nous avons pu constater, dans les pertes étendues de subs-tance, comme en produisent les arrachements du cuir chevelu, les résultats excellents de son emploi systéma-tique. Sous son action, le pus diminue notablement d'abondance, les clapiers se tarissent, les surfaces gra-nuleuses plus ou moins atones se couvrent rapidement de bourgeons charnus qui se multiplient et s'étendent.

Employé sans aucune perte de temps, après les pre-miers lavages antiseptiques, c'est-à-dire le plus tôt pos-sible après l'accident, il mettra rapidement la plaie dans les meilleures conditions pour recevoir les greffes dermo-épidermiques.

Ces greffes seront prélevées sur la malade elle-même, ou sur une personne de son entourage, s'il s'en trouve de bonne volonté. L'anesthésie sera toujours pratiquée, générale ou locale, selon les cas et les circonstances qui sont d'ailleurs essentiellement variables. Après lavage minutieux des cuisses, particulièrement dans leur région antéro-externe, le chirurgien en détachera, à l'aide d'un rasoir, par petits mouvements de va-et-vient, des lambeaux comprenant l'épiderme et une partie du derme les plus grands et les plus nombreux possible. Puis, il les transportera sur la surface bourgeonnante pour les y étaler avec soin, en évitant que leurs bords ne se recroquevillent sur eux-mêmes.

Un pansement à la pommade salicylée ou à l'oxyde de zinc amènera la guérison très rapide de la plaie produite à la cuisse. Quant à la tête, elle sera légèrement arrosée à l'aide de la solution salée physiologique puis recouverte d'un taffetas imperméable et d'un pansement ouaté compressif. On renouvellera ce pansement tous les jours ou tous les deux jours, pendant une semaine, après quoi l'on reprendra les applications d'onguent de styrax, grâce auxquelles les lambeaux dermo-épidermiques s'étendront rapidement en surface pour se confondre par leurs bords et former une cicatrice définitive.

Les greffes seront recommencées à des intervalles variables, tous les quinze ou vingt jours en moyenne jusqu'à la complète guérison.

C'est de cette manière que fut soignée la malade qui fait l'objet de l'observation suivante. La guérison, nous le reconnaissons, n'est pas encore complète à l'heure actuelle ; mais il est bien permis d'espérer et de dire, en prenant comme termes de comparaison la durée du traitement et les résultats obtenus jusqu'ici, que, dans cinq ou six semaines environ, la grande perte de substance sera recouverte et remplacée par un épiderme nouveau.

Observation XLVI

(Inédite.)

Anastasie B..., de Comines (Belgique), âgée de 19 ans, pelotonneuse, rangeait sa chevelure pour la sortie de l'usine, le 16 octobre 1901, à 11 heures 50 du matin. Après avoir lissé ses cheveux, elle les rejetait en arrière pour les tordre en chignon, quand ceux-ci s'enroulèrent brusquement autour d'un axe de transmission en mouvement. La violence du traumatisme fut telle que l'ouvrière se trouva tout à coup soulevée de terre, puis rejetée à quelques pas de là sur le sol.

Elle était complètement scalpée, ses cheveux et ses téguments crâniens étant restés engagés dans les organes de la machine.

Pour résister à la force qui l'entraînait, elle avait porté la main gauche à la tête et le pouce de cette main se trouva lui aussi arraché.

Le docteur Lemaire, de Comines (France), appelé en toute hâte constata : 1º un arrachement de la totalité du cuir chevelu, à partir des deux sourcils qui sont d'ailleurs enlevés, jusqu'à l'occiput en arrière, en passant immédiatement au-dessus du conduit auditif externe de chaque côté ; 2º un arrachement de la phalangette du pouce gauche, avec tous les téguments qui recouvrent la phalange métacarpienne. Après avoir nettoyé la vaste plaie crânienne, il appliqua un grand pansement antiseptique ouaté pour la protéger des contaminations et des traumatismes extérieurs ; puis régularisa la plaie du pouce selon que les circonstances le permettaient.

« L'état de la blessée était très grave et sa vie était en danger ».

Le 20 octobre, le visage est fortement œdématié et les paupières sont fermées par la boursouflure des tissus.

Toute l'aponévrose épicrânienne est découverte. La jeune fille ne souffre pas de la tête ; ses nuits sont relativement bonnes et calmes ; seul le pouce gauche est le siège de douleurs assez vives qui s'exaspèrent au moindre mouvement de la main. Le pansement qui, depuis l'accident, a été pratiqué indifféremment à la vaseline boriquée, puis à la gaze iodoformée, est fait à l'onguent styrax, adopté désormais.

Nous ne suivrons pas jour par jour les détails de l'appari-

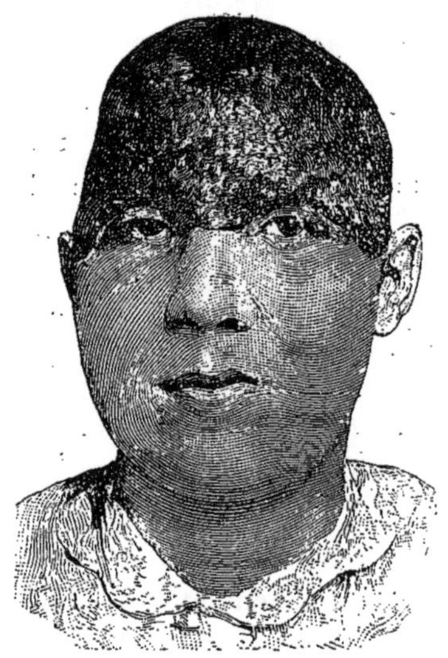

Fig. 12

D'après une photographie prise le 10 mars,
cinq mois après l'accident.

tion des bourgeons charnus qui ne se formèrent que très lentement, à la surface des os dénudés du crâne.

Les pansements étaient renouvelés d'abord tous les deux jours, puis tous les jours, à cause de l'abondance du suintement purulent. Celui-ci, par son contact avec le tissu cicatriciel mince et friable, semblait ronger l'épiderme néo-formé et déterminait la production d'ulcères en îlots dont plusieurs atteignaient les dimensions de pièces de un et deux francs ; c'était en ces points un nouveau travail de cicatrisation à recommencer. De légères exfoliations se produisirent sur les parois du crâne, aux dépens de la table externe principalement au niveau du pariétal droit. La cicatrisation du pouce était complète dès le mois de janvier.

Le 9 mars 1902, la blessée entre à la Maison Saint-Raphaël, à Lille, se confiant aux soins de M. le professeur Guermonprez.

On constate l'existence d'une vaste plaie, occupant toute la partie de la tête correspondant à la région des cheveux. Ses

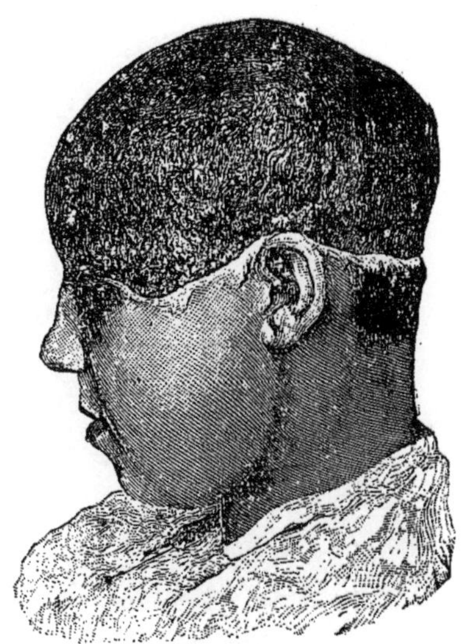

Fig. 13

limites sont déterminées par une ligne qui part de la base du nez, sur une ligne horizontale reliant les angles internes des yeux, remonte sur l'arcade sourcilière, mais au-dessous des points occupés primitivement par les sourcils, traverse symétriquement les parties gauche et droite de la face, selon une courbe à concavité supérieure, passe au dessus des pavillons des oreilles ainsi respectés et se termine au niveau de la protubérance externe, en laissant intacte une touffe de cheveux. Les figures 12, 13 et 14 rendent exactement compte de cet état.

Les bourgeons charnus ne forment sur la voûte du crâne qu'un enduit très mince et très friable, prêt à saigner au moindre contact ; bien des points osseux restent encore découverts. Les bords de la plaie sont bordés de tissu cicatriciel nacré sur une largeur d'un centimètre environ.

Des pansements à l'onguent styrax sont institués et régulièrement pratiqués tous les jours. La plaie nettoyée chaque fois avec le plus grand soin, débarrassée minutieusement des suintements purulents abondants, qui persistent toujours, change

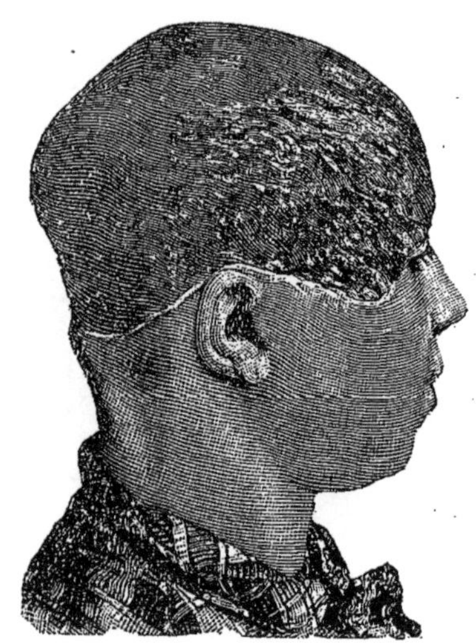

Fig. 14

rapidement d'aspect ; les bourgeons charnus, plus vigoureux et plus résistants, d'un beau rouge vif, gagnent de proche en proche toute la surface crânienne qu'ils recouvrent complètement.

Malheureusement, à mesure que se poursuit ce travail pénible de réparation, un autre travail se produit, mais en sens inverse ; il est surtout apparent sur la partie inférieure droite de la plaie (fig. 15). Sous l'influence manifeste d'un écoulement purulent, formé d'un mélange de sécrétions organiques et d'on-

guent styrax liquéfié, des érosions destructives se manifestent
sous l'aspect d'une bande ulcérée de 1 centimètre ou 1 cent. 1/2
de largeur, au-dessous d'une zone très nettement cicatrisée qui
la sépare du reste de la plaie.

L'onguent styrax est alors mélangé de 1/5 d'une pommade
neutre qui diminue son action corrosive et irritante ; les panse-

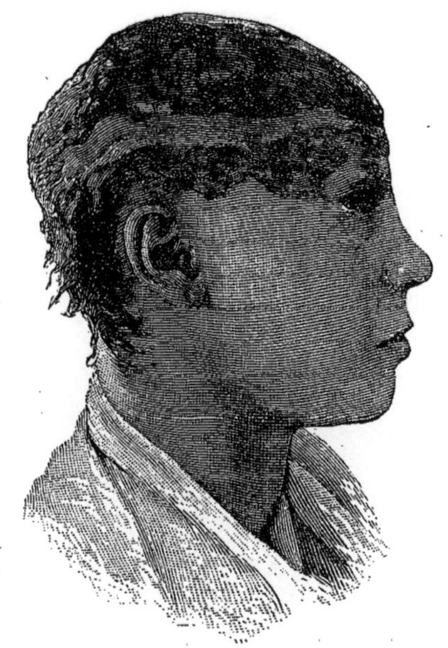

Fig. 15

ments sont plus surveillés. Les accidents disparaissent complètement, les ulcérations faisant place à un tissu cicatriciel
résistant.

Le 31 mars, M. le docteur Guermonprez et M. le docteur
Franchomme décident d'appliquer des greffes dermo-épidermiques, selon la méthode de Thiersch.

Après lavage savonneux de la face antérieure de la cuisse,

le chirurgien prélève en cet endroit, à l'aide d'un rasoir, des lamelles dermo-épidermiques de la dimension d'un centimètre carré environ, qu'il étale ensuite sur la partie antérieure de la plaie crânienne. Quinze lambeaux sont ainsi successivement détachés et transplantés. Le pansement est pratiqué pendant six jours avec de l'eau salée (sérum physiologique à 7 °/oo) dont on empêche l'évaporation par un silk protecteur, puis les

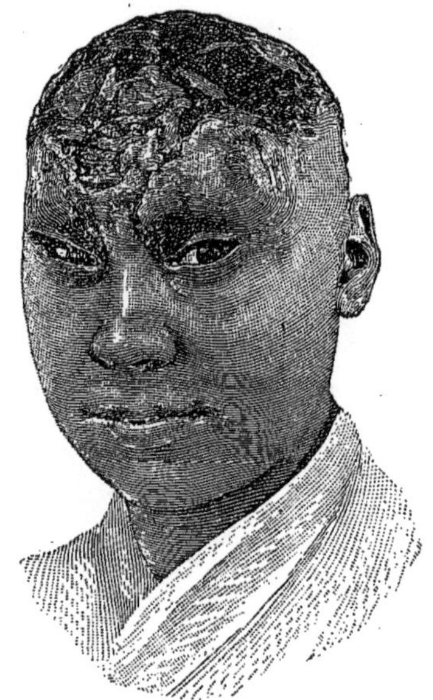

Fig. 16

D'après une photographie prise le 1er juin,
lors de la 4e application de greffes.

jours suivants, à l'aide de l'onguent styrax mitigé. Les deux tiers environ des greffes contractent des adhérences avec les bourgeons charnus et réussissent ; les autres tombent, se détachent avec les pièces du pansement, ou se résorbent peu à peu pour disparaître vers le quinzième jour.

Trois nouvelles séances de greffes ont lieu le 22 avril, le 8 mai et le 1er juin, avec les mêmes précautions que la première et donnent des résultats excellents. La surface granuleuse se trouve d'autant rétrécie et l'épidermisation fait de très sensibles progrès. Mais il est toujours nécessaire de renouveler fréquemment le pansement, à cause de l'écoulement qui le souille et dont l'abondance fait craindre le retour des ulcérations malencontreuses dont nous avons parlé plus haut. La malade se prête volontiers à ces opérations répétées, qui ne réveillent pas chez elle de douleurs vives et qui ne s'accompagnent pas d'hémorragie.

A noter, comme ayant causé quelque inquiétude à l'entourage, des manifestations tapageuses de vésanie hystérique qui survinrent les 22 et 23 mai, à la fin d'une période menstruelle, après une aménorrhée de trois mois.

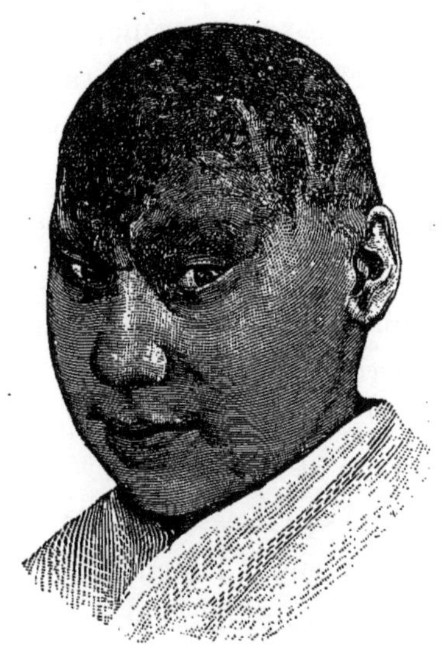

FIG. 17

D'après une photographie prise le 7 juin,
donnant l'état actuel de la blessée.

Etat actuel : 12 juin. — Les deux tiers environ de la surface totale de la plaie sont épidermisés d'une façon régulière et satisfaisante. Des artérioles et des veinules, apparentes surtout dans la région frontale, remontent dans le tissu cicatriciel dont elles assurent la nutrition. Les commissures palpébrales sont manifestement attirées, en haut et en dehors, mais cette déformation semble s'atténuer de jour en jour.

Il faut tenir compte, pour expliquer la rapidité avec laquelle la réparation s'est produite dans ce cas particulier, de la rétraction des tissus sains circonvoisins : celle-ci a, pour elle seule, très notablement diminué la surface totale de la plaie en faisant glisser les téguments sur la surface convexe du crâne, par une sorte de mouvement concentrique effectué vers le milieu du vertex. Nous avons déjà remarqué nettement ce fait dans une autre circonstance (obs. XXIII).

Des observations publiées par les différents auteurs, il ressort un fait important, déjà signalé par Poncet, et sur lequel nous voulons insister, car il explique pourquoi, dans notre observation XLVI, toutes les greffes appliquées n'ont pas réussi et pourquoi un tiers d'entre elles s'éliminèrent et disparurent.

L'épiderme, lorsqu'il est transplanté seul, ne se greffe jamais, quels que soient les soins apportés à l'opération. Sa couche cornée doit être considérée, en effet, comme un tissu mort et dépourvu de toute vitalité, se ramollissant très vite et macérant sous l'influence des sécrétions qui humectent les bourgeons charnus. Si l'on veut que la greffe réussisse, il faut que le derme soit intéressé, c'est là la première condition.

Mais il ne faut comprendre que le derme dans la section et ne pas le dépasser par le tranchant du rasoir, car en allant trop loin on risquerait de ramener des particules du tissu cellulaire sous-cutané, des petits amas graisseux qui, s'interposant comme un corps étranger entre le lambeau et les granulations, deviendraient une nouvelle cause d'insuccès.

Reverdin énonce quelque part sous forme de « loi » le fait suivant : « le développement de la greffe se produit toujours du côté où elle aura le moins de chemin à parcourir pour rejoindre soit la cicatrice des bords, soit un autre îlot épidermique développé spontanément ou sous l'influence d'une greffe. » La chose est, en effet, vraiment curieuse et remarquable : il semble qu'il y ait une certaine attraction des parties cicatricielles les unes vers les autres, circonstance très favorable pour la segmentation de la plaie. C'est non seulement l'îlot qui subit cette influence, mais aussi la cicatrice des bords ; celle-ci en effet, au lieu de rester au même niveau que ses parties avoisinantes, pousse souvent un prolongement vers les greffes et tend à s'unir à elles.

Ces phénomènes sont surtout faciles à constater lorsqu'après les pansements au sérum physiologique, on revient à l'emploi de l'onguent styrax : on assiste aux progrès rapides des greffes que l'on peut noter au jour le jour et chaque nouvel examen révèle des prolongements épidermiques de nouvelle formation, irréguliers dans leurs formes et contours, s'étendant peu à peu sur tous les bourgeons charnus qu'ils recouvrent.

Restent à traiter les complications, s'il en survient.

Nous avons déjà dit qu'avec des pansements antiseptiques soigneusement pratiqués, souvent renouvelés, les accidents septiques qui assombrissaient tant autrefois le pronostic, ne se produisent plus de nos jours. Et il n'y a guère qu'à obvier aux difformités cicatricielles et surtout qu'à l'ectropion dont la fréquence est si grande.

Des opérations plastiques seules en auront raison et le corrigeront dans une certaine mesure qui satisfera tout à la fois aux exigences de l'esthétique et aux besoins physiques de la blessée. Le chirurgien agira selon les nécessités des circonstances qui seules traceront les règles de son intervention délicate (1).

(1) Consulter à ce sujet :
Amorin, *De la restauration des paupières par les greffes cutanées*. Thèse, Paris, 1890.
Wolfe, *A new method of performing plastic operations*. British med. Journ. 1875. T. ii, p. 360 ; Med. Times and Gaz. 1876. T. i, p. 608 ; British med. Journal, 1881. T. i, p. 426.

CONCLUSIONS

I. Les arrachements du cuir chevelu sont des accidents rares qui paraissent exclusivement intéresser les ouvrières en contact avec les machines.

Ils résultent d'une traction violente et brusque qui s'opère d'avant en arrière sur les téguments crâniens par l'intermédiaire des cheveux formant corde, le reste du corps étant immobilisé soit par son propre poids, soit par un effort du sujet qui résiste instinctivement à cette traction.

Les plaies produites par ces arrachements consistent en de vastes pertes de substance dont les limites sont presque invariablement fixées par une ligne qui part de la base du nez, traverse l'arcade sourcilière au niveau de son bord tranchant, gagne latéralement le pavillon des oreilles et se termine à la nuque.

Le shock n'est pas considérable. La douleur n'est pas intense ; l'hémorragie primitive est relativement minime et bien souvent fait défaut.

II. Les arrachement du cuir chevelu sont complets ou incomplets suivant que la partie traumatisée et scalpée est totalement séparée du reste des téguments ou qu'elle leur est encore adhérente par un pédicule. Cette distinction garde une importance capitale au point de vue du pronostic et du traitement.

III. Il convient d'établir une distinction entre les plaies du cuir chevelu par arrachement et les autres plaies des téguments crâniens par « ratissage », par scies, par écrasement (déterminées elles aussi par des machines industrielles) ou simple glissement. La symptomatologie des lésions varie notablement dans ces cas spéciaux et le mécanisme pathogénique de ces accidents ne ressemble en rien à celui qui produit le scalp.

IV. Les complications septiques des plaies crâniennes : érysipèle, méningite, septicémie, etc., ont aujourd'hui disparu, grâce aux méthodes antiseptiques.

Il n'y a plus à redouter comme suites fâcheuses et inévitables des plaies par arrachement du cuir chevelu, que des complications cicatricielles telles que l'ectropion et les ulcérations du tissu néoformé qui se produisent au moindre traumatisme et au plus léger frottement.

V. Les arrachements incomplets guérissent facilement et rapidement par simple réapplication et suture du lambeau, après désinfection et asepsie de la plaie.

Il n'en est pas de même des arrachements complets. Dans ces cas, en effet, il est inutile et même nuisible de tenter la réapplication du lambeau fatalement voué au sphacèle et à la suppuration. La seule ligne de conduite à suivre est de recourir d'emblée aux pansements antiseptiques excitants dont le meilleur type nous paraît être en l'espèce l'onguent styrax. Ceux-ci feront rapidement bourgeonner la plaie et la mettront en état de recevoir des greffes dermo-épidermiques, seul moyen capable de combler une pareille perte de substance.

INDEX BIBLIOGRAPHIQUE

Nous avons déjà signalé, pages 12, 114 et 115, les ouvrages et les travaux relatifs aux *Plaies de tête* et aux *Greffes dermo-épidermiques* qu'il serait intéressant de consulter ; nous ne les reproduirons pas dans cet index, nous contentant d'y noter les documents spéciaux relatifs aux *arrachements du cuir chevelu.*

BRACH. — *Med. Zeitung des Vereins für Heilkunde in Preussen.* Berlin. 1837 ; Nr. 8 ; p. 35.

JACQUET. — *Annales de la Chirurgie française et étrangère.* p. 318 ; 1842 ; *Bulletin de l'Académie royale de Médecine.* p. 867 ; 1842.

DOWNS. — *London Medical Gazette*, vol. XXIII, p. 907.

BRUNS. — *Handbuch der praktischen chirurgie :* Bd. I. Die chirurgischen Krankheiten und Verletzungen des Gehirns und seiner Umhüllungen. 1854.

SYME. — *Observations in clinical Surgery.* 1861 ; p. 173.

STRÖMEYER. — *Verletzungen und chirurgischen Krankheiten des Kopfes.* Bd. II ; p. 14 ; 1864.

VAUTHIER. — *Journal de Médecine et de chirurgie pratique.* 1868.

NETOLITZKY. — *Wiener med. Wochenschrift.* Nr. 34 ; 1871.

BURDEL — *Union Médicale.* Paris, 1875.

REVERDIN. — *Deutsche Zeitschrift für chirurgie.* Bd. VI. 1876, p. 416.

TRIPONEL. — *Id.*, p. 422.

Keeling. — *British med. Journal*, 1878. Vol. i, p. 71.

Finnel. — *New-York medical Journal*, 1878 : Entire scalps detached by machinery ; an immense granulating surface.

Abbe. — *New-York med. Journal*, 1878.

Cowell. — *Lancet London*, 1879.

Salles. — *Montpellier médical*, 1879. Tome xli, p. 355.

Gussenbauer. — *Centralblatt für chirurgie*. Nr. 19, p. 305. 1884.

Guermonprez, — *Pratique chirurgicale des établissements industriels*, 1885.

Socin. — *Jahresbericht über die chirurgische Abtheilung des Spital zu Casel*. 1890.

Donnez. — *Bulletin soc. méd. de Charleroi*, xii. 1891. Jeune fille scalpée ; présentation de la malade en bonne voie de guérison.

Sick. — *Münchener med. Wochenschrift*. Nr. 7.

Gerok. — *Uber Skalpierung.* Beitræge zur Klinischen chirurgie, ix, 1892.

Riegner. — Ein Fall von totaler Skalpierung durch Thiersch'-schen Hautimplantation geheilt. *Centralbl. fur chirurgie*. 1893.

Gross. — *Semaine médicale*, 1895, p. 221.

Altermatt. — Ein Fall von totaler Skalpierung. *Beitræge zur Klin. Chirurgie*, xviii, 1897.

Malherbe. — Un cas de scalp complet traité par la réapplication du cuir chevelu. *Bulletin médical*. Déc. 1898.

Parizot. — *Des plaies par arrachement*. Thèse, Paris, 1898.

Wyart. — *De l'arrachement chez la femme de la totalité du cuir chevelu (scalp total)*. Thèse, Lyon, 1898.

Buneau. — *Des arrachements du cuir chevelu et de leur traitement*. Thèse, Paris, 1900.

IMPRIMERIE F. DEVERDUN, BUZANÇAIS (INDRE).

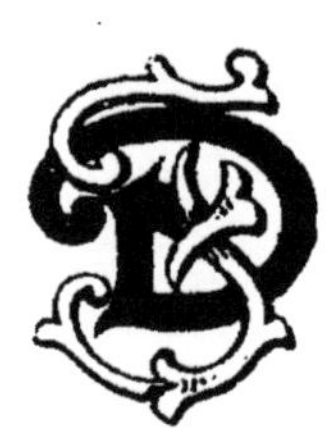

BUZANÇAIS (INDRE), IMPRIMERIE F. DEVERDUN.